Ln 27
35368

AF457963

TITRES

ET

TRAVAUX SCIENTIFIQUES

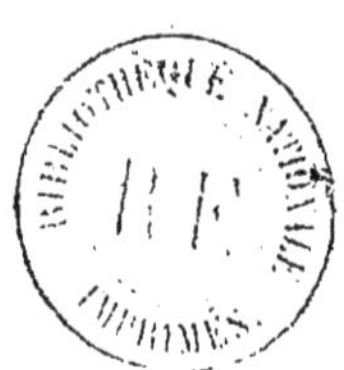

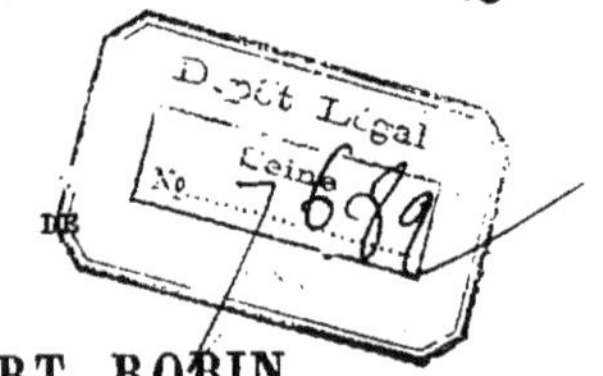

DE

ALBERT ROBIN

ANCIEN CHEF DES TRAVAUX CHIMIQUES A L'HOPITAL DE LA CHARITÉ,
AGRÉGÉ A LA FACULTÉ DE MÉDECINE DE PARIS,
MÉDECIN DES HOPITAUX,
CHEVALIER DE LA LÉGION D'HONNEUR

Candidature à l'Académie de médecine
(section de physique et de chimie médicales).

PARIS
A. PARENT, IMPRIMEUR DE LA FACULTÉ DE MÉDECINE
A. DAVY, successeur
52, RUE MADAME ET RUE MONSIEUR-LE-PRINCE, 14

1884

I

TITRES SCIENTIFIQUES

Préparateur de chimie à la Faculté des sciences de Dijon, 1864.

Interne des hôpitaux, 1872 (premier interne).

Membre de la Société anatomique, 1873.

Lauréat de l'Institut (Académie des sciences, 1875 et 1878).

Membre de la Société de biologie, 1876.

Chef des travaux chimiques au laboratoire des cliniques à l'hôpital de la Charité, 1877-1884.

Docteur en médecine, 1877.

Médaille d'argent de la Faculté de médecine, 1877. (Thèse de Doctorat.)

Médecin du Bureau central, 1881.

Agrégé à la Faculté de médecine, 1883.

II

ENSEIGNEMENT

Cours de pathologie interne à l'Ecole pratique, 1878-79.

Conférences de chimie biologique au laboratoire des cliniques de l'hôpital de la Charité, 1877-1883.

III

TRAVAUX SCIENTIFIQUES

I

Chimie appliquée à la pathologie.

1. — L'urine ammoniacale, ses dangers, les moyens de les prévenir. (En collaboration avec M. le professeur Gosselin, de l'Institut.)

Comptes rendus de l'Académie des sciences, 1874.

2. — L'urine ammoniacale et la fièvre urineuse. Recherches expérimentales. (En collaboration avec M. le professeur Gosselin, de l'Institut.)

Archives générales de médecine, mai-juin 1874.

I. Aperçu sommaire sur les décompositions que subit l'urine dans quelques maladies des voies urinaires, et en particulier sur la fermentation ammoniacale.

II. Action sur l'organisme du carbonate d'ammoniaque en dissolution dans l'eau.

A. Action générale sur l'organisme. Mode d'expérimentation. Expériences. Doses employées. Etude de quelques-uns des symptômes observés. Albuminurie. Température. Anatomie pathologique.

B. Action du carbonate d'ammoniaque à doses faibles mais répétées.

C. Action locale.

III. Action locale et générale de l'urine acide normale.

IV. Action locale et générale du carbonate d'ammoniaque dissous dans l'urine normale.

Séparés, l'urine et le carbonate d'ammoniaque n'amènent la mort que lentement et seulement quand on les emploie à dose considérable ; réunis, ils constituent un composé qui devient assez toxique pour causer rapidement la mort à des doses relativement minimes.

V. Caractères généraux des urines ammoniacales. Chimiques. Physiques. Dosage.

VI. Action locale et générale de l'urine ammoniacale.

Elle détermine rapidement la fièvre, et en variant les modes d'expérimentation, il est possible de reproduire les différentes formes thermiques de la fièvre urineuse. La toxicité augmente avec sa teneur en carbonate d'ammoniaque. Elle devient plus considérable encore si son action s'exerce au contact de l'air, etc., etc.

VII. Présence dans l'urine ammoniacale de principes toxiques autres que le carbonate d'ammoniaque.

Comme il faut 1 gr. 75 de ce sel en dissolution dans l'urine normale pour déterminer chez le cobaye une fièvre urineuse mortelle, et qu'on obtient le même résultat avec 0 gr. 286 du même sel dans l'urine spontanément ammoniacale, il est bien évident que cette dernière doit, à côté du carbonate d'ammoniaque, renfermer d'autres éléments de toxicité. Ces derniers paraissent être des organismes inférieurs, de façon que la fièvre urineuse pourrait être considérée comme un ensemble symptomatique complexe dû aux effets synergiques de poisons chimiques et de micro-organismes agissant à la manière des ferments.

3. — Essai d'Urologie clinique. La Fièvre typhoïde. (Un vol. in-8 de 264 pages. Paris, 1877.)

Etudier les urines avec les procédés les plus exacts; comparer les caractères de l'urine avec les symptômes présentés par le malade ; déterminer les rapports constants qui peuvent exister entre les caractères urologiques et les symptômes; puis, chercher si dans tous les cas particuliers ces rapports sont les mêmes ; quand ils diffèrent, chercher les causes de la différence; enfin, essayer de faire la physiologie pathologique de ces rapports et de ces différences, telle a été la méthode suivie par l'auteur.

Voici maintenant quels sont les faits acquis à l'aide de cette méthode :

1° Découverte d'une forme nouvelle de la fièvre typhoïde, la *forme rénale.* Le diagnostic de cette forme ne peut être institué d'une manière certaine que par l'examen de l'urine. L'auteur a établi les principaux symptômes, le diagnostic et le pronostic de cette forme.

2° Chaque caractère de l'urine étant comparé à chaque groupe de symptômes, dans chaque forme, on trouve qu'à chaque forme et à chaque période correspondent une réunion de caractères que l'on peut désigner sous le nom de *syndrômes.* L'auteur a constitué de cette façon dix-huit syndrômes répondant :

A. Aux périodes d'état, de défervescence, de convalescence des formes communes.

B. Aux mêmes périodes des formes graves.

C. Aux diverses formes ataxique, thoracique, adynamique, des cas qui se terminent par la mort.

D. Aux réversions de la maladie.

E. Aux fièvres typhoïdes existant chez des tuberculeux.

Ces syndrômes, fondés sur des caractères simples, viennent donc en aide aux praticiens pour caractériser une forme, une période de la maladie.

3° Parmi ces syndrômes, il en est quelques-uns qui ont une valeur pratique de premier ordre.

A. Ce sont ceux qui permettent *de prévoir l'apparition prochaine de la défervescence,* alors qu'aucun autre symptôme n'indique l'imminence de celle-ci. Il en est de même pour la convalescence, dont un autre syndrôme permet de préciser le début, fait important au point de vue de l'alimentation du malade.

B. Puis vient le *syndrôme prémonitoire de la réversion.* A l'aide de ce syndrôme fondé sur des caractères simples et faciles à déterminer, même pour des praticiens peu familiers avec les manipulations chimiques, on peut *soupçonner* que le malade fera une réversion. Les matériaux solides de l'urine n'augmentent pas, la réaction reste acide, l'acide urique augmente, l'albumine persiste ainsi que l'indican.

4° Les accès fébriles qui surviennent pendant la convalescence avaient été attribués jusqu'ici, soit à des réversions, soit à une alimentation trop tôt reprise, soit à une véritable fièvre de faim. L'auteur a montré que dans les fièvres graves, bon nombre de ces retours fébriles étaient dus à un *catarrhe des voies urinaires* (pyélo-néphrite catarrhale), probablement en rapport avec la suractivité du rein à cette période de la maladie.

5° Il est important de savoir si les sueurs des typhiques ont une influence critique ou si ce ne sont que des sueurs indifférentes. Or, l'étude de l'urine permet de résoudre la question : dans le cas de *sueurs critiques*, la quantité de l'urine et la somme des matériaux solides augmentent au lieu de diminuer.

6° Sur la valeur à l'*état ammoniacal de l'urine* dans la fièvre typhoïde. Rare dans le cours de la maladie, l'état ammoniacal coïncide souvent, au contraire, avec l'entrée en scène du syndrôme de la convalescence. D'ailleurs, l'urine n'a jamais été trouvée ammoniacale à l'émission.

7° On croyait le *sang* rare dans l'urine typhique. L'auteur montre que dans les formes mortelles on le trouve dans 40 pour 100 des cas.

8° Plus loin, sont constitués les syndrômes de onze maladies que l'on pourrait confondre avec la fièvre typhoïde. Ces syndrômes sont comparés avec ceux de la fièvre typhoïde qui leur ressemblent le plus ; il en résulte des caractères communs, mais aussi des caractères distinctifs qui ont assez d'importance pour venir s'ajouter aux symptômes cliniques habituels et aider au diagnostic différentiel de ces affections.

Toute cette première partie du mémoire peut être résumée ainsi :

A. Séméiologie générale de l'urine dans la fièvre typhoïde.

B. Aide apportée par l'étude des urines au *diagnostic* de la maladie, de ses variétés, de ses périodes, de ses complications.

C. Aide apportée au diagnostic de chacune des onze maladies étudiées.

9° L'urine peut aider aussi au *pronostic*, et les syndrômes précédents peuvent, dans quelques-unes de leurs modifications, constituer des signes favorables ou défavorables. D'autres permettent, en face d'accidents graves, de pencher souvent du côté d'un pronostic bénin ; d'après d'autres, enfin, on peut porter le pronostic le plus grave.

10° Des caractères de l'urine ainsi étudiés et synthétisés, puis comparés aux modifications de la bile, du sang, des gaz expirés, des matières fécales, l'auteur a pu tirer un essai de *statique chimique de la fièvre typhoïde*, puis éclairer certains points de la pathogénie symptomatologique.

11° Une pathogénie méthodique ainsi constituée conduit à des *indications thérapeutiques* très précises. L'auteur pose ces indications dans le dernier chapitre, explique l'action des médicaments actuellement employés, préconise l'emploi des boissons abondantes, ainsi qu'une série de moyens destinés à diminuer la désintégration organique, à solubiliser les résidus, à les dissoudre, à les éliminer, toutes indications de la doctrine pathogénique établie.

Cette pathogénie et cette thérapeutique ont eu la sanction de l'expérience. Depuis l'année où parut ce travail jusqu'à aujourd'hui, l'auteur a eu à soigner 302 cas de fièvre typhoïde, sur lesquels il n'a eu qu'une mortalité de 10,5 pour 100.

4. — Réponse aux diverses objections qui ont été adressées à l'ouvrage intitulé : Essai d'urologie clinique. La fièvre typhoïde.

Comptes rendus de la Société de biologie, 1877.

5. — De la rareté de l'oxalate de chaux dans les urines de la fièvre typhoïde.

Comptes rendus de la Société de biologie, 1877.

Réponse à une assertion de Primavera : sur 608 urines de typhiques, examinées au microscope, il n'a été trouvé que trois fois des traces d'oxalate de chaux dans les sédiments.

6. — Des signes fournis par l'examen des urines dans le diagnostic différentiel de la méningite tuberculeuse et de la fièvre typhoïde.

Société de biologie, 1881. (Inédit.)

Deux malades du même âge présentent des symptômes qui font hésiter le médecin entre une fièvre typhoïde et une méningite tuberculeuse. L'examen de l'urine vient en aide aux symptômes cliniques et fait pencher la balance du côté de la méningite tuberculeuse pour l'un, de la fièvre typhoïde pour l'autre. L'issue des deux maladies vérifia le diagnostic.

7. — Examen du liquide des sudamina dans un cas de fièvre typhoïde.

Gazette médicale de Paris, 1882.

La quantité des matériaux solides est relativement considérable et l'élimination porte principalement sur des principes organiques. Peu de variations dans la proportion des matériaux inorganiques, envisagés en bloc, mais absence complète de sulfates et de phosphates.

8. — Des caractères diagnostiques fournis par les urines dans le catarrhe intestinal.

Urologie clinique. La fièvre typhoïde.

Le syndrôme n'est pas d'une netteté qui permette de l'utiliser encore. Les différences sont plus marquées à la période de convalescence qu'à la période d'état. Dans celle-ci on peut noter, parmi les traits essentiels, la fréquence de l'oxalate de chaux, la grande diminution de l'urée, la persistance de l'urohématine, etc.

9. — Signes diagnostiques fournis par les urines dans la pneumonie typhoïde.

Urologie clinique. La fièvre typhoïde.

Le syndrôme urologique de la pneumonie typhoïde procède à la fois du syndrôme de la pneumonie franche et de celui de l'état typhoïde. Il peut être utilisé dans le diagnostic, soit que le processus typhoïde existe comme entité distincte, soit qu'une phlegmasie pulmonaire vienne compliquer la dothiénentérie.

10. — Signes diagnostiques fournis par les urines dans la tuberculose miliaire aiguë.

Urologie clinique. La fièvre typhoïde.

Syndrôme urologique d'une assez grande netteté. S'il ne peut pas servir à caractériser la maladie, comme le syndrôme de la fièvre typhoïde, il présente avec ce dernier des différences essentielles qui peuvent être utilisées dans le diagnostic de ces deux affections.

11. — Des caractères diagnostiques fournis par les urines dans la grippe.

Urologie clinique. La fièvre typhoïde.

L'association de ces caractères diffère assez de tout ce que l'on voit dans la fièvre typhoïde, pour qu'il n'existe dans l'urologie de celle-ci aucun syndrôme qui lui soit semblable. Et ces différences capitales entre les deux syndrômes portent aussi bien sur les urines de la convalescence que sur celles de la période fébrile.

12. — Des caractères diagnostiques fournis par les urines dans la fièvre herpétique.

Urologie clinique. La fièvre typhoïde.

Syndrôme comparable à celui de la fièvre typhoïde commune, mais en différant, au moins chez les malades observés par l'auteur, par la rareté de l'albumine, de l'indican, la limpidité, l'augmentation habituelle de l'urohématine, etc.

13. — Des caractères diagnostiques fournis par les urines dans la fièvre intermittente.

Urologie clinique. La fièvre typhoïde.

L'urée et les chlorures augmentent pendant les jours de fièvre, l'hémaphéisme se rencontre dans 88 p. 100 des urines, l'albumine est très rare hors la période de cachexie, l'acide phosphorique total un peu diminué, etc., etc.; de sorte que si, dans les fièvres intermittentes accompagnées de symptômes d'apparence typhique, l'urine se rapproche par quelques caractères de celle de la fièvre typhoïde, elle en diffère par des particularités nombreuses.

14. — Des caractères de l'urine dans le rhumatisme articulaire aigu.

Urologie clinique. La fièvre typhoïde.

Hémaphéisme, densité élevée, sédiments uratiques; élévation de l'urée, de l'acide urique, des matières extractives, des phosphates terreux, de l'urohématine, de l'hémaphéine, etc. Albuminurie dans 40 p. 100 des cas. Acide phosphorique total reste normal ou varie peu.

15. — Des caractères diagnostiques fournis par les urines dans la méningite cérébro-spinale, à forme typhoïde.

Urologie clinique. La fièvre typhoïde.

C'est encore un syndrôme d'attente, vu le petit nombre des cas étudiés. Sa constitution définitive demande de nouvelles observations.

16. — Des caractères diagnostiques fournis par les urines dans l'embarras gastrique fébrile.

Urologie clinique. La fièvre typhoïde.

Le syndrôme ne diffère de celui de la fièvre herpétique que par des points très secondaires, sur lesquels on ne saurait s'appuyer pour justifier la séparation établie entre les deux affections.

17. — De l'état des urines dans l'endocardite végétante.

Bulletins de la Société anatomique, 1876 et *Urologie clinique*, 1877.

Il s'agit du diagnostic à établir entre la fièvre typhoïde et l'endocardite végétante. Les signes distinctifs tirés de l'analyse de l'urine contribueront à faire rejeter la dothiénentérie, si des symptômes cardiaques diffus et mobiles, des abaissements insolites et transitoires de la température faisaient pencher le clinicien du côté d'une endocardite.

18. — De l'Acholie pigmentaire.
Comptes rendus et mémoires de la Société de biologie, 1884.

Jusqu'à présent, on caractérisait l'acholie par une décoloration totale des matières fécales, sans ictère et sans passage de matière colorante biliaire dans l'urine. Or, l'étude urologique d'un malade atteint d'acholie révéla, entre autres particularités, que 36 p. 100 du soufre total de l'urine étaient éliminés sous forme de soufre incomplètement oxydé. Comme on admet que ledit soufre provient de corps sulfurés fabriqués dans le foie et dont l'acide taurocholique et secondairement la taurine peuvent être considérés comme les types; comme, d'autre part, cet acide taurocholique ou ces corps sulfurés comptent parmi les principes essentiels de la bile, il en résulte que, chez le malade en question, la fonction biliaire n'est pas atteinte dans tous ses termes, et que ce qui paraît surtout intéressé, c'est la sécrétion du pigment. D'où, constitution d'une acholie pigmentaire dont l'existence et le diagnostic n'avaient point encore été établis, que l'on peut opposer à l'acholie totale, et qui permet de soupçonner la découverte probable d'une acholie des acides biliaires.

19. — Analyse de l'urine d'un malade atteint d'ictère grave.
Thèse d'agrégation de Demange, 1878.

L'urine des vingt-quatre heures renfermait 29 grammes d'urée; matières extractives normales.

20. — Sur la présence de l'hémaphéine dans les urines ictériques vers le déclin de l'ictère.
Société de Biologie, juillet 1877.

Quand un ictère vrai touche à son déclin, la matière colorante de la bile disparaît peu à peu de l'urine et est remplacée par de l'hémaphéine, si bien qu'à un moment donné, cette dernière persiste seule. Dans quelques cas, cet *hémaphéisme secondaire* se produit sans que la coloration de l'urine en soit influencée, au moins pendant les premiers jours. Il a une valeur pronostique très sérieuse, puisqu'il annonce la fin de l'ictère vrai.

21. — **Sur quelques caractères de l'urine dans la cirrhose atrophique du foie.**

Gazette médicale de Paris, 1879.

Etude de la nutrition dans la cirrhose. — Application thérapeutique possible. — Le type urologique de la cirrhose peut être totalement dévié de sa modalité habituelle ; importance pour le diagnostic.

22. — **Un cas d'ictère grave terminé par la guérison après décharge d'urée et polyurie.**

Thèse de Mossé, 1879.

Il s'agit d'un ictère typhoïde, à début brusque (forme mixte nerveuse et hémorrhagique). Jusqu'au moment de la crise, le tableau clinique est le même que dans les cas terminés par la mort. La guérison survient après des phénomènes critiques multiples, au premier rang desquels il convient de placer la polyurie et l'azoturie dont la valeur pronostique est considérable.

23. — **Examen des principaux caractères de l'urine dans les néphrites.**

Semaine médicale, 1882.

Parmi les points visés, il faut signaler le rapport existant entre la nature des albumines urinaires et la forme des lésions rénales : or, chez 41 albuminuriques, les quantités de globuline et de sérine ont varié dans des proportions considérables sans qu'il ait été possible de rattacher ces variations à des différences dans la nature de la lésion rénale.

24. — **Note sur deux nouveaux caractères de l'urine dans la néphrite interstitielle.**

Comptes rendus de la Société de biologie, 1878.

Le premier de ces signes est la présence, pour ainsi dire constante, dans l'urine, d'une quantité considérable d'urohématine. Le second est l'existence dans le sédiment d'amas pigmentaires amorphes ou cristallisés. Il existe un rapport direct entre ces deux caractères et la diminution des globules rouges dans le sang des malades dont il s'agit.

25. — Note sur une des causes de la miction douloureuse dans la néphrite interstitielle.

Thèse de Guesdron, 1882.

Dans ce cas, la miction douloureuse et fréquente ne relevait pas de la néphrite interstitielle, mais bien d'une irritation vésicale déterminée par les changements survenus dans la composition de l'urine. Le régime lacté exclusif, en modifiant les propriétés de l'urine, eut un succès complet. La miction devint indolore, et les nuits ne furent plus troublées par l'incessant besoin d'uriner.

26. — Note sur quelques caractères de l'urine dans la chlorose.

Thèse d'agrégation de R. Moriez, 1880.

La coloration fournie par l'urohématine paraît être en proportion inverse avec la quantité de l'urée. La quantité des phosphates est généralement diminuée.

27. — Caractères présentés par l'urine dans deux cas de polyurie essentielle.

Thèse de Préaux, 1881.

28. — Note sur l'analyse de l'urine d'un homme atteint d'hydrophobie.

Comptes rendus de la Société de biologie, 1878.

Parmi les points les plus frappants de cette étude, je signalerai l'augmentation du rapport de l'acide urique à l'urée, de l'acide phosphorique à l'urée, la présence de l'albumine, de la graisse, de la leucine. L'ensemble des modifications urologiques paraît relever d'une dénutrition active du système nerveux.

29. — Note sur la glycosurie temporaire et sur l'augmentation de l'acide urique, observées dans un cas de commotion cérébrale.
Comptes rendus de la Société de biologie, 1877.

Fait à l'appui de la théorie de M. Duret sur la commotion cérébrale. Objection capitale à la théorie proposée par Testi pour expliquer la genèse de l'acide urique.

30. — De l'urine dans l'intoxication saturnine.
Thèse d'agrégation de J. Renaut, 1875.

Constitution de types urologiques répondant aux divers degrés de l'intoxication; ce sont les types primitifs. Mais dans le cours de celle-ci peuvent apparaître divers épiphénomènes, tels que coliques, accidents encéphalopathiques, etc. Or, à ces épiphénomènes correspondent des types dérivés, d'une grande valeur clinique.

La note se termine par une étude sur l'albuminurie des saturnins et les diverses conditions dans lesquelles elle peut apparaître. Parmi les variétés décrites, il en est une qui présentait alors un intérêt de nouveauté, c'est l'albuminurie transitoire et souvent abondante qui accompagne parfois la colique de plomb. Cette variété d'albuminurie a été l'objet d'une thèse récente. (*Seguin, De l'albuminurie transitoire des saturnins. Thèse de Paris, 1884.*)

31. — Note sur un cas d'urine bleue. Considérations sur la nature probable de la matière bleue contenue dans certaines urines.
Bulletin de la Société anatomique, 1874.

Les réactions chimiques rapprochent cette matière de la cyanourine découverte et décrite par Braconnot, et qui n'avait point été retrouvée depuis lors.

32. — Des différentes variétés d'urine bleue et de leur signification.

Comptes rendus de la Société de biologie, 1879.

Cette étude est fondée sur l'examen de 12 cas d'urines bleues recueillies par l'auteur. On peut diviser les urines bleues en trois variétés auxquelles correspondent des pigments spéciaux.

Première variété. — Urine rendue bleue à l'émission. — Coloration due à la cyanourine de Braconnot.

Deuxième variété. — Urines devenant bleues au bout de quelques jours, sous l'influence de la fermentation de l'urine et du dédoublement de l'indican.

Troisième variété. — Urines se recouvrant, après quelques jours de fermentation, de moisissures bleues, tandis que la masse du liquide ne change pas de coloration.

33. — Un nouveau cas d'urine bleue.

Comptes rendus de la Société de biologie, 1881.

Observé dans la néphrite interstitielle. Dû à la décomposition intra-vésicale de l'indican.

34. — Diverses observations d'urines hémaphéiques.

Thèse de L.-J. Rousseau, 1875.

35. — De la présence des matières grasses dans l'urine.

Thèse de Monvenoux. Paris, 1884.

Notes diverses sur la présence de la graisse dans l'urine chez les *obèses*, les *tuberculeux* traités par l'huile de foie de morue à haute dose, tandis que 178 urines de tuberculeux n'en ont jamais présenté au microscope, dans les *néphrites parenchymateuses*, scarlatineuses, rubéoliques ; la *fièvre typhoïde* où elle prend une valeur pronostique importante, l'*hydrophobie*, l'*intoxication mercurielle*.

Dans les *maladies des enfants*, on a rencontré la graisse dans un cas de *bronchite capillaire*, dans deux cas de *pneumonie* sur 30 observations, dans un cas de *phthisie pulmonaire*, dans quatre cas d'*entérite* sur 11 observations, dans l'*ictère des nouveau-nés*, au début de la *paralysie infantile*, dans l'*athrepsie*, etc.

Chez les *animaux*, on a trouvé des matières grasses dans l'*hémoglobinurie des vaches*, la *morve*, la *pneumonie*, l'*anasarque* du cheval.

Pas de matière grasse au microscope dans l'urine des *leucémiques*, des *adéniques*, des *diabétiques* (20 observations.)

36. — Un cas de lipurie.

Thèse de Monvenoux. Documents relatifs à la présence des matières grasses dans l'urine, 1884.

37. — L'urée et le cancer.

Bulletins de la Société médicale des Hôpitaux, 1884.

M. Rommelaëre ayant avancé que « la malignité morbide désignée cliniquement sous le nom de cancer est le résultat de la viciation de la nutrition interne, et que la réalité de cette viciation est établie par une diminution de l'urée urinaire », l'auteur a démontré :

1° Que lorsqu'un individu atteint de cancer parvient à ingérer et à digérer quelques aliments, l'urée augmente parallèlement avec l'alimentation ;

2° Que chez un malade atteint d'une affection viscérale chronique non cancéreuse, ne se nourrissant pas ou vomissant ses aliments, l'urée s'abaisse chez lui autant que chez le cancéreux placé dans les mêmes conditions ;

3° Enfin, le rapport qui existe entre l'urée et les matériaux solides de l'urine ne s'abaisse pas plus chez les cancéreux que chez les malades atteints d'affections chroniques que l'on pourrait confondre avec le cancer.

38. — L'urine des diabétiques.

Gazette des Hôpitaux, 15, 17 et 22 avril 1884.

39. — Sur la phosphaturie.

Gazette des Hôpitaux, 1884.

Sommaire d'une étude de la phosphaturie, et classification de ses formes cliniques principales.

A. Phosphaturie avec polyurie : 1° phosphaturie de la tuberculose au début; 2° phosphaturie alternant avec le diabète; 3° phosphaturie des maladies de l'estomac, notamment du pyrosis; 4° phosphaturie essentielle.

B. Phosphaturie sans polyurie. Maladies du système nerveux, etc.

40. — De la production du phénol dans l'organisme considérée au point de vue physiologique et clinique.

Gazette médicale de Paris, 1879.

Deux conditions dominent la formation et l'excrétion du phénol : ce sont l'alimentation végétale et la fermentation putride. Ayant institué sur la valeur clinique de l'excrétion du phénol des recherches, dont plusieurs résultats ont été déjà publiés, j'ai voulu, dans ce premier mémoire, fixer la quantité de phénol normalement excrété, avec une alimentation mixte. Puis vient l'étude du phénol dans la *néphrite interstitielle* et le *diabète*, maladies dans lesquelles il est toujours diminué.

Chez le *cheval*, les variations à l'état normal sont tellement marquées qu'à l'heure actuelle aucune conclusion n'est possible.

41. — L'oxydation organique, son siège, sa mesure, ses variations dans quelques états morbides.

Gazette médicale de Paris, 1883.

Puisque l'organisme du diabétique conserve sa puissance d'oxydation vis-à-vis du benzol et de l'acide lactique (Nencki et Sieber), il est bien difficile de considérer le vice de nutrition qui caractérise le diabète comme un ralentissement des oxydations. Ce vice ne résiderait-il pas plutôt dans l'incapacité à transformer la glycose en acide lactique ou acides du même type, lesquels sont capables de subir, chez le diabétique, une oxydation totale. Le diabète serait donc une maladie de fermentation et non une maladie d'oxydation. L'auteur poursuit la vérification de cette hypothèse qui serait de nature à établir sur de nouvelles bases la thérapeutique du diabète.

La note se termine par des considérations nouvelles sur les oxydations et les synthèses organiques, et sur la recherche des milieux où celles-ci s'accomplissent.

42. — Du rôle probable des ferments du sang dans la transfusion du sang considérée comme moyen hémostatique.

Bulletins de la Société médicale des Hôpitaux, 1884.

43. — Influence de faibles traces d'acide nitrique sur la recherche de l'albumine dans l'urine.

Comptes rendus de la Société de biologie, février 1884.

44. — Sur quelques causes d'erreur dans le dosage de l'urée par l'hypobromite de soude.

Thèse de Martin, 1877.

L'hypobromite de soude décompose les produits azotés précipitables par l'acétate de plomb, la baryte, l'acide chlorhydrique, mais il est loin de donner l'azote total de l'urine. Par conséquent, en décomposant plus ou moins complètement des corps autres que l'urée, on commet une erreur dont on ne connaît pas la limite.

45. — Sur les alcaloïdes cadavériques et leur importance en toxicologie.

Gazette médicale de Paris, 1878. (Revue critique.)

46. — Analyse d'un calcul du bassinet.

Thèse de Paul Bouley. De l'Ostéomalacie, 1874.

47. — Analyse d'une concrétion cérébrale trouvée dans un cas d'athétose.

Landouzy. — De l'athétose. Progrès médical, 1878.

II

Chimie appliquée à la pathologie infantile.

---

48. — Etudes pratiques sur l'urine normale des nouveau-nés. Applications à la physiologie et à la clinique. (En collaboration avec le professeur Parrot.)

Archives générales de médecine, février-mars 1876.

Etant donné le petit nombre des moyens d'investigation dont le médecin dispose vis-à-vis du nouveau-né, les auteurs ont tenté d'introduire dans la clinique l'examen des urines qui, jusqu'alors, n'avait point encore été utilisé dans ces conditions. Ce fascicule traite de l'urine normale et de ses variations physiologiques; il constitue la première partie d'un travail beaucoup plus étendu, où la plupart des affections spéciales au nouveau-né seront passées en revue.

Voici le sommaire des chapitres de ce travail basé sur l'examen des urines de 60 nouveau-nés :

I. Caractères physiques généraux :

A. Couleur; B. Aspect et consistance; C. Odeur; D. Densité; E. Quantité.

II. Des sédiments :

A. Eléments anatomiques; B. Cristaux, acide urique, oxalate de chaux, urate de soude; C. Ferments.

III. Caractères chimiques.

1. Réaction; 2. Urée, influence de l'âge, du poids, de la température, rapports existant entre la quantité de l'urée, la couleur et la réaction de

l'urine; 3. Acide urique; 4. Matières extractives; 5. Acides benzoïque, hippurique, allantoïne, etc.; 6. Albumine; 7. Chlorures; 8. Phosphates; 9. Sulfates; 10. Chaux, magnésie, potasse; 11. Action de la liqueur de Barreswill, sucre.

IV. Application des études précédentes à la physiologie du nouveau-né.

1. Comparaison des caractères essentiels de l'urine chez l'adulte et le nouveau-né;

2. Statique comparative de la nutrition chez l'adulte et le nouveau-né;

3. Physiologie de l'urée chez le nouveau-né suivant les âges, le poids, la température.

V. Applications cliniques.

VI. Conclusions.

Cette étude est entièrement originale et ne se prête pas à une analyse, mais voici quelle est, au point de vue clinique, sa résultante générale :

Quand l'urine d'un nouveau-né est modifiée dans l'un de ses caractères au delà des limites que nous avons tracées, il faut songer d'abord à une irrégularité dans l'alimentation, ensuite à un état morbide. Il existe des circonstances où, d'après le mode de groupement des altérations de l'urine, on peut préciser l'existence d'un état pathologique spécial ou d'un symptôme particulier. Dans d'autres cas, l'étude des urines a permis de prévoir l'apparition prochaine d'accidents déterminés, tels que l'œdème, l'athrepsie, etc. En effet, une lésion de la nutrition précède l'apparition des signes extérieurs de ces affections, et l'enfant est déjà malade, alors qu'aucun symptôme ne révèle encore cet état de souffrance dont les altérations de l'urine donnent la mesure.

49. — **Etudes cliniques sur l'urine des nouveau-nés dans l'athrepsie. (En collaboration avec le professeur Parrot.)**
Archives générales de médecine, août et septembre 1876.

Ces études, qui portent sur un nombre considérable de cas, envisagent tous les caractères physiques, chimiques et microscopiques les plus importants de l'urine et établissent des rapports entre ces caractères et les diverses formes, périodes ou complications de la maladie. La réunion des propriétés de l'urine dans l'athrepsie forme un syndrôme qui est propre à cette dernière. La plupart des traits de ce syndrôme peuvent être utilisés non seulement pour le diagnostic de la maladie, mais aussi pour la détermination de ses formes et de ses périodes ; dans quelques cas même, ils annonceront l'apparition prochaine de certains troubles graves. Enfin, la connaissance des modifications que subit l'urine dans l'athrepsie éclaire son pronostic, sa pathogénie et sa physiologie pathologique.

A côté du syndrôme général se placent des syndrômes particuliers qui forment autant de types répondant à l'athrepsie aiguë, à l'athrepsie chronique, aux formes curables. Parmi les caractères dominants de l'urine dans la forme aiguë, figurent l'albuminurie et la glycosurie.

Ce mémoire, dont voici le sommaire, forme le second chapitre du travail d'ensemble que je prépare sur l'urologie physiologique et pathologique du nouveau-né.

I. Exposé sommaire de l'athrepsie.

II. Caractères généraux de l'urine,

A. Caractères physiques : couleur, odeur, quantité, densité, aspect et consistance ;

B. Sédiments : cylindres, éléments anatomiques, matériaux organisés divers, acide urique, urate de soude, principes rares ;

C. Constitution des sédiments, mode d'agencement des éléments précédents, dépôts organiques, salins, mixtes ;

D. Caractères chimiques.

1. Réaction ; 2. Urée ; influence de la forme, des périodes, du poids, diverses ; 3. Acide urique ; relation avec la forme et la période de la maladie, relation avec la température, le poids, la respiration et la quantité d'urine, relation avec la cyanose ; 4. Matières extractives et colorantes ; 5. Albumine ; 6. Action sur la liqueur de Barreswill, sucre ; 7. Chlorures, phosphates.

III. Signes diagnostiques et pronostiques principaux tirés des études précédentes.

IV. Applications pathogéniques de l'urologie dans l'athrepsie.

V. Conclusions.

50. — Note sur les caractères de la bile dans l'athrepsie des nouveau-nés.

Comptes rendus de la Société de biologie, 1877. (Inédit.)

La quantité est diminuée, la réaction neutre ou alcaline, la consistance très visqueuse, le sédiment constant formé des cellules épithéliales détachées de la muqueuse de la vésicule, de cristaux d'acides gras, de cholestérine. Cette bile contient une grande quantité de mucine; elle est albumineuse une fois sur cinq, ne renferme pas d'urée, et dans une observation a présenté des traces de sucre. Ce travail vient compléter l'étude faite par l'auteur sur l'urologie des athrepsies.

51. — Note sur la présence de masses jaunes dans l'urine des nouveau-nés atteints d'ictère. (En collaboration avec le professeur Parrot.)

Revue de médecine et de chirurgie, 1879.

Ces éléments n'avaient point encore été décrits. Nous avons établi qu'ils devaient être différenciés des matières colorantes de la bile et qu'ils tiraient leur origine des globules rouges du sang. L'étude de ces masses jaunes nous a permis de donner une classification nouvelle des différentes formes d'ictère observées chez les nouveau-nés :

1° Ictère hémaphéique comprenant deux variétés :

A. Ictère hémaphéique simple dans lequel l'urine reste habituellement peu colorée, quoique contenant toujours des masses jaunes.

B. Ictère hémaphéique grave, où l'urine est haute en couleur et contient des masses jaunes.

2° Ictère biliphéique. Très rare et presque toujours très grave. L'urine foncée renferme du pigment biliaire et très accessoirement quelques masses jaunes.

52. — Un cas d'azoturie fébrile chez une petite fille atteinte de pneumonie.

Bulletins de la Société anatomique, 1876.

Il s'agit d'une petite fille âgée de 3 ans qui, dans le cours d'une pneumonie, émit une urine contenant 45 gr. d'urée par litre. (L'enfant rendait de 300 à 500 gr. d'urine en vingt-quatre heures.)

53. — Physiologie pathologique d'un cas de gangrène du poumon avec oblitération de l'artère pulmonaire, chez un enfant atteint de rougeole et de bronchopneumonie consécutive.
Bulletins de la Société anatomique, 1875.

Exemple du secours que la physiologie morbide peut espérer de la chimie biologique, dans l'interprétation des phénomènes intimes de l'état pathologique en question.

54. — Note sur une des causes de la lithiase urique et oxalique chez les enfants du premier âge. Diagnostic et traitement.
Journal de thérapeutique, 1878.

Une enfant de 17 mois souffre de violentes coliques revenant par crises tous les huit à douze jours. L'examen de l'urine révèle d'abord que ces coliques ne sont autres que des coliques néphrétiques. Mais en l'absence de toute diathèse, de toute hérédité, il s'agissait de savoir à quelle cause on pouvait rapporter cette gravelle urique et oxalique. L'analyse de l'urine montra que cette gravelle était en rapport avec une exagération de l'alimentation azotée. L'aliment principal étant le lait, celui-ci fut particulièrement examiné. Il était beaucoup plus riche que le lait ordinaire en matériaux solides, ce qui conduisit à étudier l'alimentation de la chèvre qui le fournissait ; or, cette chèvre était nourrie principalement à l'avoine et à l'orge. La nourriture de la chèvre ayant été modifiée, on vit disparaître en huit jours les coliques néphrétiques dont l'enfant souffrait depuis trois mois, et l'analyse de l'urine démontra, en outre, l'exactitude du diagnostic pathogénique qui avait été porté. En dehors de l'intérêt qui s'attache à cette observation, elle jette un certain jour sur la genèse de quelques cas de lithiase rénale qui sont exclusivement dus à un excès alimentaire; elle prouve enfin combien l'urologie peut éclairer la clinique des enfants du premier âge.

55. — Des caractères présentés par l'urine dans la fièvre typhoïde des enfants.

Thèse de Giraud.
Des caractères de la fièvre typhoïde chez l'enfant, 1881.

Inconstance du syndrôme urologique si net et si fréquent chez l'adulte; irrégularité et inconstance de l'albumine ; fréquence des sédiments d'urate d'ammoniaque vers le début de la convalescence ou les derniers jours de la période d'état; élévation du chiffre de l'urée au début de la maladie et décroissance graduelle quand l'affection évolue vers la guérison, tels sont les faits principaux relatés dans cette note.

56. — De l'état des urines dans la diarrhée des enfants.

Dr Blache. — De la diarrhée des enfants.
Journal de thérapeutique, 1877.

Coloration jaune-verdâtre, odeur fade et laiteuse, acidité considérable, quantité très diminuée, albuminurie fréquente. L'augmentation graduelle ou l'apparition subite de l'albumine sont d'un fâcheux pronostic. Présence du sucre dans quelques cas. La diminution de la quantité, de la densité, de l'urée et des chlorures, coïncidant avec une augmentation de l'acide phosphorique, constitue aussi un syndrôme pronostique grave. L'acide urique presque toujours augmenté a peu de valeur pronostique. La réapparition de l'urohématine compte parmi les signes favorables. La note se termine par une étude sur les sédiments les plus fréquemment observés.

III

Chimie appliquée à la thérapeutique.

---

57. — Etudes physiologiques et thérapeutiques sur le jaborandi. (Paris, 1874-75, un vol. in-8° de 129 p. avec 18 tracés et 10 tableaux.)

Cet ouvrage est le premier travail d'ensemble qui ait été fait sur le jaborandi. Depuis lors, aucune de ses conclusions générales n'a été sérieusement contestée. Quand commencèrent ces études, qui portent sur 90 observations, on ne connaissait du jaborandi que son action sudorifique et sialagogue. Ces deux propriétés ont été d'abord envisagées dans tous leurs détails, d'où une connaissance plus précise de la sueur, de la salive et de leurs propriétés chimiques. Puis vient la découverte de l'action hypercrinique du médicament sur les *glandes lacrymales*, *nasales*, *trachéo-bronchiques*, et de l'irritation sécrétoire exercée sur les *glandes annexées au tube digestif*, irritation qui se produit surtout quand les effets extérieurs sont peu accusés. Puis ce sont de curieux *phénomènes pupillaires* et rarement des *troubles visuels* dont le plus important est l'amblyopie passagère.

Les effets sur la *température* et sur le *pouls*, la diminution de la tension intra-vasculaire, l'action perturbante du jaborandi sur l'*innervation du cœur*, contre-indiquant son emploi dans les affections cardiaques en général, ont été déterminés après de très nombreuses observations cliniques et expériences sur les animaux.

Viennent maintenant les effets sur les *voies urinaires*, la miction douloureuse et l'uréthrorrhée; enfin l'*augmentation de la sécrétion lactée*.

L'influence exercée par le jaborandi sur la *nutrition* constitue une partie importante du travail. La quantité d'urine est diminuée, mais cette diminution n'est pas assez considérable pour compenser les parties liquides effectuées par la peau et les glandes sudoripares, de sorte que l'élimination y gagne, quoique les reins soient débarrassés d'une partie de leur travail fonctionnel. Abaissement des combustions désassimilatrices, jugé par une diminution de l'urée et de l'acide urique. Après l'action du jaborandi, énergie relativement plus grande dans la désassimilation, surtout quand il y a eu grande activité dans les effets hypercriniques. Enfin, action diurétique du jaborandi pris à doses fractionnées.

La seconde partie du mémoire a trait à la *thérapeutique*. Voici les principaux résultats obtenus :

Dans le *rhumatisme articulaire aigu*, le jaborandi ne peut être employé comme moyen général de traitement que dans les formes subinflammatoires ou dans les cas aigus, tout à fait au début de la maladie. Mais il sera d'une certaine utilité pour diminuer les douleurs et la fluxion articulaire, abaisser la température et le pouls, favoriser les éliminations cutanées.

Dans le *rhumatisme chronique*, où dominent les symptômes articulaires, dans les rétrocessions goutteuses, le rhumatisme musculaire, il a rendu de grands services.

Inutile dans la *pneumonie*, il a bien réussi dans la *pleurésie*, la *bronchite aiguë*, la *bronchorrhée*. Il a procuré parfois une amélioration immédiate dans l'*emphysème pulmonaire* compliqué de bronchite et dans l'*accès d'asthme*. La *grippe* a pu, dans deux cas, être enrayée après une seule sudation. Enfin, les *laryngites aiguës*, l'enrouement, sont souvent influencés d'une manière très favorable. C'est, en un mot, dans les *affections catarrhales aiguës et chroniques* de l'appareil respiratoire que le jaborandi produit les meilleurs résultats.

Dans la *maladie de Bright*, le jaborandi diminue l'anasarque, la quantité de l'albumine, améliore quelques symptômes généraux et marque quelquefois un temps d'arrêt dans l'évolution de la maladie. Il est inutile dans la néphrite interstitielle, et l'on ne devra l'employer qu'avec la plus grande circonspection chez les malades menacés d'urémie. Son action est très efficace dans les anasarques à frigore. Enfin, dans les maladies aiguës qui se compliquent d'albuminurie, une sudation énergique diminue et fait souvent disparaître l'albumine de l'urine.

Chaque fois qu'il a été possible de le faire, l'auteur s'est efforcé d'appuyer l'étude du jaborandi sur les données précises que fournit la chimie à la physiologie et à la thérapeutique.

58. — Note sur la recherche du cuivre dans le foie, après l'administration prolongée du sulfate de cuivre.

Progrès médical, mars **1875.**

Lorsqu'on administre le sulfate de cuivre à dose médicamenteuse, le foie peut emmagasiner une quantité notable de cuivre, fait important, dont il faudra tenir compte dans les recherches toxicologiques.

59. — Action de la sudation sur l'élimination du plomb par la peau chez les saturnins.

Etudes physiologiques et thérapeutiques sur le Jaborandi, **1874-75.**

Pendant l'action du jaborandi, les analgésies et les paralysies saturnines sont temporairement améliorées. Il était intéressant de rechercher si la sudation agissait en éliminant une partie du plomb contenu dans l'organisme. Or, il résulte des expériences faites que la sueur en elle-même n'élimine pas de plomb; que celui qui avait été décelé par les réactifs provenait des surfaces épidermiques avec lesquelles il avait contracté des adhérences et peut-être des combinaisons; enfin, que le métal contenu dans les parties liquides de la sueur était dû à l'action des acides sudoraux sur les composés plombiques déposés dans ou sur les épithéliums cutanés.

En outre, voici les conclusions principales qui résument l'action du jaborandi sur les saturnins :

Le jaborandi est utile dans la colique de plomb, dont il pourra calmer les douleurs quand les autres modes de traitement auront échoué.

Il servira à atténuer quelques-uns des symptômes qui accompagnent l'intoxication, insomnie, anorexie, etc.

Il viendra en aide à l'électricité dans le traitement des anesthésies et des paralysies, et aux bains sulfureux pour l'entraînement des sels plombiques fixés à la surface de la peau, soit que ces sels aient eu pour origine les poussières des ateliers, soit qu'ils résultent de l'élimination par les épithéliums cutanés d'une portion du plomb contenu dans l'organisme.

En raison de ses effets asthéniques, le jaborandi est contre-indiqué dans les cachexies saturnines avancées.

60. — Sur une précaution à prendre dans le traitement des affections vésicales par le silicate de soude.

Thèse de Putel, 1873.

Quand on injecte du silicate de soude dans la vessie, il est indispensable de vider préalablement celle-ci avec le plus grand soin, afin d'éviter les précipités en aiguilles résultant de l'action du silicate de soude sur les sels terreux contenus dans l'urine.

61. — Note sur l'action de l'acide salicylique dans la fièvre typhoïde.

Comptes rendus de la Soc. de biologie, 1877.

Il diminue la quantité de l'urine, mais augmente sa densité et la somme des matériaux solides ; cette augmentation porte principalement sur les matériaux organiques. Il augmente l'acidité et l'indican. Son élimination est beaucoup plus lente qu'à l'état normal. Il peut irriter le pharynx au point d'y produire des ulcérations.

L'acide salicylique ayant la propriété d'augmenter l'élimination des matériaux organiques, serait donc indiqué dans le traitement de la fièvre typhoïde, s'il n'avait pas, d'autre part, l'inconvénient de diminuer la quantité de l'urine. Mais son emploi devient rationnel si on l'administre en solution dans une grande quantité de liquide, afin d'ajouter à l'action éliminatrice du médicament, l'action dissolvante de l'eau.

62. — Traitement de la cystite ammoniacale par l'acide benzoïque. (En collaboration avec le professeur Gosselin, de l'Institut.)

Archives générales de médecine, novembre 1874.

L'état ammoniacal de l'urine entrant au moins pour une part dans la genèse des accidents qui surviennent après les opérations sur les voies urinaires, il y a grand avantage à le supprimer ou à le diminuer. L'acide benzoïque, les baumes qui en contiennent et d'autres produits végétaux, acides salicylique, cinnamique, etc., peuvent conduire à ce résultat. L'acide hippurique produit agit en formant un hippurate d'ammoniaque moins toxique que le carbonate d'ammoniaque, et en diminuant la formation des dépôts phosphatiques insolubles qui sont une cause de cystite et peuvent devenir le point de départ de calculs.

63. — Note sur l'examen des urines dans un cas anormal de cantharidisme.

Gazette médicale de Paris, 26 novembre 1881.

Il s'agit ici d'accidents singuliers sur lesquels on n'avait point encore appelé l'attention et qui pourraient très facilement prêter à des erreurs de diagnostic. Ces accidents furent des crises douloureuses dans l'abdomen avec envie irrésistible d'uriner et absence des caractères urologiques habituels du cartharidisme réno-vésical. D'un autre côté, disproportion entre les modifications urologiques et l'intensité des crises douloureuses. Quant à l'urine, ses modifications essentielles furent les suivantes : augmentation de l'urée, abondance de l'indican avant la crise, son augmentation au début de celle-ci, sa disparition après la cessation des accidents; albuminurie transitoire, précédant la crise, diminuant au fur et à mesure que celle-ci s'atténue, pour disparaître enfin avec elle. Et avec cette albuminurie, très considérable pendant un certain temps, on ne rencontre ni globules rouges, ni globules blancs, ni fibrine, ni cylindres.

Les manifestations du cantharidisme n'ayant point encore été décrites sous cet aspect, la connaissance de ce fait pourra mettre les observateurs en garde contre des difficultés de diagnostic semblables à celles qui ont servi de prétexte à ce travail.

64. — Essai de chimie appliquée à la thérapeutique. — L'acide phénique et la fièvre typhoïde.

Mémoire présenté à l'Académie de médecine, 26 février 1884.

Un organisme qui subit les atteintes de la fièvre typhoïde perd plus de soufre et de potasse, éléments histogénétiques, qu'un individu bien portant. Cet organisme s'achemine donc vers l'inanition minérale de par un procédé naturel à la maladie ; et l'on sait combien sont graves les effets de cette inanition minérale sur la nutrition des systèmes nerveux, musculaire, et de tout l'individu en général.

Or, le phénol qui augmente cette déminéralisation de l'organisme en soufre et en potasse, doit être sévèrement proscrit de la thérapeutique de la fièvre typhoïde, et c'est bien sur le compte de ce médicament que l'on doit mettre les accidents nerveux et cachectiques observés pendant ou après son administration, accidents qui dépendent, pour une part au moins, de la déminéralisation qu'entraîne l'élimination du phénol.

Une deuxième conclusion découle de ces recherches, c'est qu'on doit proscrire du traitement de la fièvre typhoïde tous les médicaments qui s'éliminent suivant le même mode que le phénol. Et ce fait a plus d'importance qu'il ne paraît au premier abord, puisque plusieurs des médicaments qui sont dans ce cas jouissent de propriétés antiseptiques ou antithermiques, qui tenteraient certainement tôt ou tard un thérapeutiste qui ignorerait leur action chimique sur la nutrition.

IV

Chimie appliquée à la médecine vétérinaire.

---

65. — Contribution à la physiologie pathologique de l'anasarque chez le cheval. — Examen des urines. — Traitement par le jaborandi.

Recueil de médecine vétérinaire, 1876.

Dans l'anasarque du cheval, l'urine contient de l'albumine, fait qui n'avait point encore été signalé. En outre, les modifications fort curieuses de l'urine dans cette maladie ne permettent pas de réduire sa pathogénie à un simple trouble mécanique de l'appareil circulatoire, comme l'ont prétendu certains auteurs. Et, s'il est vrai que ce trouble circulatoire joue un rôle dans la genèse de la maladie, il ne suffit pas pour expliquer les modifications urologiques qui reconnaissent un second facteur. La nature des altérations urinaires ferait pencher du côté d'une dyscrasie.

66. — Sur quelques modifications de l'urine dans la maladie typhoïde du cheval.

Urologie clinique. — La fièvre typhoïde, 1877.

Au point de vue urologique, il existe d'assez grandes ressemblances entre la dothiénentérie de l'homme et la maladie typhoïde du cheval. Les traits principaux du syndrôme chez le cheval sont les suivants : viscosité énorme, densité élevée, richesse en matériaux solides, urée, mucus, acide urique, oxalate de chaux, urohématine et indican ; diminution de l'acide hippurique, des chlorures, de l'acide phosphorique, des phosphates terreux, du carbonate de chaux ; absence d'uroérythrine et d'hémaphéine présence de l'albumine, existence dans les sédiments de globules rouges et blancs.

67. — **De la polyurie du cheval.** (En collaboration avec M. H. Benjamin.)

Thèse de Préaux, 1881.

Augmentation considérable de la densité, des matériaux solides, de l'urée au moment de la guérison.

68. — **Une coloration anormale de l'urine chez un cheval atteint d'endocardite valvulaire et d'altération du foie et des reins.**

Communication de M. H. Benjamin à la Soc. centrale de médecine vétérinaire, 1880.

69. — **L'urée dans la morve chronique du cheval.**

H. Bouley. Dictionnaire encyclopédique. Article Morve.

L'urée augmente très sensiblement dans la morve chronique, et cette augmentation paraît plus marquée à la fin de la maladie qu'à son début. Présence de la graisse libre dans l'urine.

70. — **De l'urine dans l'hématurie des vaches.**

Recueil de médecine vétérinaire, 1878.

Étude complète des caractères physiques, chimiques et microscopiques de l'urine dans l'hématurie des vaches. Dans une première période, les caractères de ce liquide se rapprochent de ceux que l'on observe chez les carnivores, en ce sens que les hippurates sont considérablement diminués, tandis que l'on constate la présence de l'urate d'ammoniaque. Puis, quand la maladie entre dans sa phase décroissante, l'urine reprend les traits principaux de son type physiologique : l'urate d'ammoniaque disparaît ; on voit reparaître l'oxalate de chaux, le carbonate de chaux en sphérules, les hippurates, etc. ; d'où des indications pronostiques tirées de la composition de l'urine.

La pathogénie de la maladie pourra utiliser, à titre d'indication, les pertes assez considérables en urée et en chlorures faites par des animaux qui se nourrissent moins, la disparition des sels de chaux, l'apparition de l'albumine, des cylindres et de la graisse libre ; enfin, ce fait qu'il s'agit là d'une hémoglobinurie plutôt que d'une hématurie véritable.

71. — La gravelle des agneaux, d'après les travaux de M. H. Bouley.

Journal de thérapeutique, **1878.**

V

Pathologie interne.

---

72. — Synovite aiguë de la gaine des extenseurs des orteils, de cause rhumatismale.

Thèse de Pillenet, 1873.

73. — Note sur le cancer colloïde primitif du péritoine. (En collaboration avec M. le professeur Cornil.)

Bulletins de la Soc. anat., 1873.

Variété singulière encore peu connue, caractérisée anatomiquement par une formation nouvelle de tissu conjonctif embryonnaire ou adulte dans le péritoine. Dans certains points, ce tissu avait subi une dégénérescence colloïde; de sorte, qu'il serait difficile d'affirmer si l'on avait affaire à un carcinome colloïde ou à une forme encore non décrite de péritonite chronique dans laquelle le tissu conjonctif aurait subi par place la dégénérescence colloïde. Les caractères cliniques principaux furent : 1° douleur à la pression au début de l'affection, cessation de la douleur quand la tumeur eut acquis tout son développement; 2° fluctuation très marquée et très superficielle; 3° lenteur de la marche.

74. — Note sur un cas d'empoisonnement par l'ammoniaque.

Comptes rendus de la Société de biologie, février 1874.
Journal de thérapeutique, 1874.

Étude de quelques symptômes qui n'avaient point encore été signalés; à savoir : la sialorrhée, les myalgies, l'albuminurie.

75. — Note sur un cas d'oblitération de la veine cave inférieure.
Arch. de physiol., 1874.

Il s'est agi dans ce cas, selon toute probabilité, d'une phlébite primitive de la veine cave inférieure ayant amené une oblitération de ce vaisseau. La circulation collatérale s'était peu à peu rétablie par le réseau sous-cutané abdominal et la veine azygos. Le sang du rein droit revenait en partie par la diaphragmatique inférieure droite; le sang du rein gauche allait se jeter dans le système porte par la veine splénique, et dans la veine cave par l'intermédiaire des diaphragmatiques inférieures gauches.

A propos de ce malade, on pourrait décrire une nouvelle forme de mélanodermie; il présentait, en effet, des pigmentations indélébiles de la peau qui lui donnaient un singulier aspect tacheté, et qui toutes avaient eu pour origine des taches de purpura. L'étude de ces pigmentations laissa supposer que l'irritation causée par l'exhalaison sanguine dans un derme où la circulation était si modifiée, aurait amené la formation du pigment par un procédé analogue à celui de la pigmentation des vésicatoires.

76. — De la tuméfaction des glandes sous-maxillaires et sublinguales qui suivent quelquefois l'action du jaborandi.
Etudes physiologiques et thérapeutiques sur le jaborandi, 1875.

Etude faite sur quatre observations. Cet engorgement des glandes salivaires précitées paraît tenir à la viscosité de la salive produite. La parotide reste indemne. Tendance de cet engorgement à la résolution spontanée, donc pas de traitement à faire.

77. — Tuberculose généralisée. Caséification et tuberculose des capsules surrénales sans Bronzed-Skin.
Bulletins de la Société anatomique, 1874.

Les capsules surrénales présentaient le type de l'altération décrite par Addison.

78. — Rupture d'une veine coronaire du cœur.
Bulletins de la Société anatomique, 1876.

79. — Des troubles oculaires dans les maladies de l'encéphale.
Thèse d'agrégation de médecine, 1880.
Un vol. in-8 de 601 pages.

Etude complète de tous les troubles oculaires observés dans les affections cérébrales, de leur mécanisme et de leur valeur clinique.

Après avoir étudié les relations existant entre l'œil et l'encéphale au point de vue de la morphologie générale et du développement, l'auteur passe successivement en revue les connexions motrices, sensorielles, de sensibilité générale, circulatoires, et les troubles qui en dépendent. Il recherche ensuite quels sont les troubles oculaires congénitaux qui coïncident avec des altérations encéphaliques. Puis il résume l'état de la science sur les troubles oculaires dans les maladies des animaux. Enfin, il termine par un chapitre sur la mise en valeur des troubles oculaires dans le diagnostic et le pronostic des maladies de l'encéphale, et par des considérations thérapeutiques. Dans tout le cours de ce long travail qui est avant tout un exposé de l'état actuel de la science et une œuvre de critique, l'auteur a eu soin d'indiquer pour chacun des points principaux les hypothèses à l'aide desquelles on pourrait arriver à une solution meilleure et à des applications plus étendues.

80. — Considérations sur deux cas de fièvre typhoïde compliqués d'arthrites et de synovites purulentes généralisées.
Gazette médicale de Paris, octobre 1881.

Après avoir éliminé l'hypothèse d'une infection purulente, d'un rhumatisme articulaire aigu ayant suppuré par suite de l'état général et local du terrain envahi, l'auteur pose la question du « rhumatisme typhique », par analogie avec les rhumatismes secondaires de même ordre observés dans d'autres pyrexies et en particulier dans la scarlatine.

81. — Un cas d'ataxie locomotrice progressive d'origine syphilitique, guéri par le traitement mixte.
Gazette médicale de Paris, 2 septembre 1882.

Il s'agit d'un malade observé et traité autrefois par Gubler. La guérison a subi aujourd'hui l'épreuve de huit années.

82. — De la mort par méningite aiguë dans le délirium tremens.
Comptes rendus et mémoires de la Société de biologie, 24 juin 1882.

Conclusions : 1° Le délirium tremens non fébrile peut, dans des circonstances assez rares, se terminer par méningite aiguë ; 2° dans mes observations, cette méningite a été localisée à la convexité du cerveau ; 3° l'entrée en scène de la méningite est annoncée, entre autres symptômes, par une élévation rapide de la température, fait déjà constaté par M. Jaccoud ; par conséquent, la fièvre qui se développe rapidement dans le cours du délirium tremens apyrétique, acquiert une importance pronostique grave toute particulière et doit faire songer à la méningite quand on ne trouve pas d'autre affection qui puisse l'expliquer ; 4° la marche de ces méningites terminales paraît plus rapide que celle de la méningite ordinaire ; 5° leur expression symptomatique est parfois incomplète.

83. — Des affections cérébrales consécutives aux lésions non traumatiques du rocher et de l'appareil auditif.
Thèse présentée au concours de l'agrégation de médecine, 1883.

Jusqu'à présent, les affections cérébrales consécutives aux lésions du rocher ou de l'appareil auditif étaient distinguées en complications inflammatoires et réflexes ou fonctionnelles. Et l'on décrivait isolément les deux ordres de complications sans les rapprocher par un trait d'union. Au premier abord, il est vrai, on ne voit pas comment il serait possible de réunir ces deux choses d'ailleurs si différentes : le grand appareil de la méningite et le vertige aural, qui n'a d'autre conséquence grave que la perte de l'audition. La clinique étudiait donc séparément chacune des complications observées : méningites, méningo-encéphalites, abcès du cerveau, thromboses, phlébites des sinus, vertige aural, syndrôme de Ménière, attaques convulsives ou épileptiformes, troubles psychiques, etc.

Or, l'auteur a repris la question dans son ensemble, et après avoir cherché dans l'anatomie et dans la physiologie une solide base d'opérations, a étudié 200 observations, au triple point de vue de l'étiologie, de l'anatomie pathologique et de la clinique.

De l'étude et de la comparaison de ces observations résultent les propositions suivantes :

1° *Au point de vue anatomo-pathologique.* — Les lésions d'ordre inflammatoire énumérées plus haut sont le plus souvent associées entre elles dans des proportions variables dont le lien n'est pas toujours facile à saisir. Cette association des lésions est la caractéristique anatomo-pathologique des affections qui nous occupent.

2° *Au point de vue de la physiologie pathologique* :

A. Aucune théorie unique ne peut rendre compte du mécanisme par lequel les lésions du rocher et de l'appareil auditif engendrent des affections cérébrales.

B. Les accidents dits sympathiques ne sont pas l'apanage de telle ou telle lésion auditive; mais ils exigent pour leur production des conditions qui se rencontrent aussi bien dans les affections localisées à l'oreille que dans celles qui sont capables de gagner l'encéphale :

3° *Au point de vue clinique* :

A. Les lésions cérébrales d'origine auriculaire ou pétreuse ne peuvent être décrites isolément; tout au plus peut-on, dans la multiplicité des apparences sous lesquelles elles se manifestent, choisir des types symptomatiques, dont quelques-uns répondent plus particulièrement à une lésion ou à un groupe de lésions anatomiques.

B. La clinique n'a pas de séparation absolue à établir entre les phénomènes cérébraux d'ordre inflammatoire et ceux qualifiés de fonctionnels. Si les premiers correspondent aux graves lésions qui précipitent et terminent la maladie, les autres sont souvent les premiers indices du retentissement des lésions auriculaires et pétreuses sur l'encéphale.

C. La valeur diagnostique des vertiges auraux, troubles psychiques, etc., devient donc considérable quand ces accidents surviennent dans le cours d'une affection auditive à type extensif. Ils prennent en ce cas l'importance d'*accidents prémonitoires* ou d'avertissement. Ils présentent alors dans leur manière d'être un ensemble de particularités qui permettent de les distinguer des troubles purement réflexes.

D. Leur apparition précède parfois de très longtemps l'invasion des graves complications cérébrales qui amènent la mort. Ces apparitions sont fugaces, à répétitions, paroxystiques, avec des allures symptomatiques se présentant soit avec le même type, soit avec des successions de types différents.

E. Quand ces troubles éveillent l'attention sur un état morbide qu'on aurait pu taxer d'indifférent, c'est à une époque où les lésions vraies sont à la période de préparation, c'est-à-dire où la thérapeutique a encore prise sur elles.

4° *Au point de vue étiologique.* — La question de terrain est la plus importante parmi celles qui rendent la lésion de l'appareil auditif capable de retentissement encéphalique.

VI

Divers.

84. — Note sur un cas de rétention d'urine.

Bull. de la Soc. anatom., 1873.

Congestion prostatique d'origine alcoolique.

85. — Observation de sarcome kystique de la mamelle avec dégénérescence muqueuse et encéphaloïde.

Bull. de la Soc. anatom., 1873.

86. — Epithélioma tubulé de la racine de l'ongle.

Bull. de la Soc. anatom., 1873.

Siège insolite de ce genre de tumeur; lenteur de sa marche comparée à la rapidité de sa récidive ; acuité et persistance des douleurs qu'elle détermine.

87. — Sac herniaire déshabité. Persistance de l'orifice de communication avec le péritoine, malgré l'irréductibilité de la tumeur pendant la vie.

Bul. de la Soc. anatom., 1874.

L'orifice était obstrué par un pli de la membrane interne du sac qui faisait valvule et aussi par un morceau d'épiploon qui venait faire soupape et boucher l'ouverture quand on pressait sur la hernie.

88. — Eloge de M. le professeur Gubler prononcé à la Société de biologie le 31 mai 1879.

Compt. rend. de la Soc. de biol.

89. — Articles et revues critiques dans le Journal de thérapeutique de Gubler, la Gazette médicale de Paris, le Recueil de médecine vétérinaire, etc.

Thèses faites avec le concours de M. Albert ROBIN :

L. J. Rousseau : Des urines ictériques et pseudo-ictériques. Thèse de Paris, 1875. — P. Chabret : De l'oblitération de la veine cave inférieure. Thèse de Paris, 1875. — Charles Amat : De la fièvre typhoïde à forme rénale. Thèse de Paris, 1878. — L. Bruneau : Du passage de quelques médicaments dans l'urine. Modifications qu'ils y apportent. Transformations qu'ils y subissent. Thèse de Paris, 1880. — G. Préaux : Contribution à l'étude de la polyurie essentielle. Thèse de Paris, 1881. — Emile Rabjeau : Étude sur la méningite aiguë des buveurs et en particulier sur la méningite dans le délirium tremens. Thèse de Paris, 1882. — Paul Buot : Du pseudo-rhumatisme typhique. Thèse de Paris, 1883. — Prosper Menou : Étude critique sur le traitement de la fièvre typhoïde par l'acide phénique. Thèse de Paris, 1884. — Frédéric Monvenoux : Documents relatifs à la présence de matières grasses dans l'urine. Thèse de Paris, 1884.

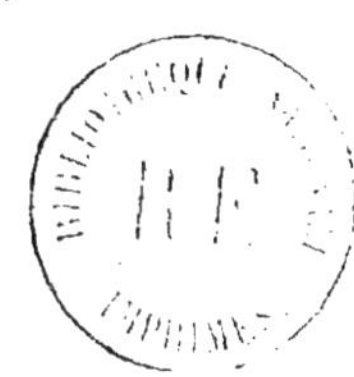

Paris. — A. PARENT, imp. de la Faculté de médecine, A DAVY, successeur, 52, rue Madame et rue Monsieur-le-Prince, 14.

TRAVAUX SCIENTIFIQUES

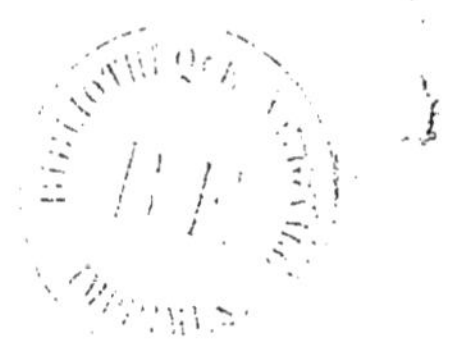

DE

ALBERT ROBIN

ANCIEN CHEF DES TRAVAUX CHIMIQUES A L'HOPITAL DE LA CHARITÉ,
AGRÉGÉ A LA FACULTÉ DE MÉDECINE DE PARIS,
MÉDECIN DE L'HOSPICE DES MÉNAGES,
CHEVALIER DE LA LÉGION D'HONNEUR.

Candidature à l'Académie de médecine
(Section de physique et de chimie médicales).

DEUXIÈME FASCICULE (Années 1885 et 1886).

PARIS
IMPRIMERIE DE LA FACULTÉ DE MÉDECINE
A. DAVY, Successeur de A. PARENT
52, RUE MADAME ET RUE CORNEILLE, 3.

1887

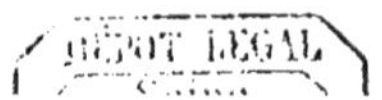

TRAVAUX SCIENTIFIQUES

I

Chimie appliquée à la Pathologie.

1. — De l'Uroérythrine et de sa valeur séméiologique comme pigment de l'insuffisance hépatique.

Annotations à un mémoire de M. le professeur Verneuil, sur les urines rosaciques. Congrès français de chirurgie, 1885.

L'uroérythrine est le pigment auquel certains sédiments urinaires doivent leur coloration rose ou rouge. Elle est dissoute dans l'urine ou s'y précipite avec les urates qu'elle colore en rouge. L'auteur étudie son mode de préparation, ses propriétés physiques et chimiques, puis les réactions à l'aide desquelles on peut la retrouver et la différencier des autres matières colorantes qui teignent parfois en rose ou en rouge les sédiments urinaires.

Au point de vue physiologique, l'uroérythrine paraît constituer une étape entre l'urobiline et la bilirubine, c'est-à-dire que sa genèse a lieu dans la phase hépatique de cette évolution qui part de l'hémoglobine pour aboutir à l'urobiline. Elle indique donc une anomalie dans cette phase hépatique ; cette anomalie étant dans le sens de l'activité diminuée, l'uroérythrine peut être cliniquement dénommée : le pigment de l'insuffisance hépatique.

L'auteur recherche ensuite si la clinique confirme cette donnée, et il passe en revue, à ce propos, un très grand nombre de maladies aiguës et chroniques. Par exemple, dans le cours des maladies du cœur, l'apparition de l'uroérythrine en quantité notable indique presque toujours un retentissement hépatique. Il en est de même de la phthisie pulmonaire, de l'alcoolisme, de l'intoxication saturnine, etc.

Et la conclusion qui découle de ces recherches, c'est que l'observation clinique s'accorde avec la chimie physiologique pour admettre qu'il existe un rapport entre certains troubles hépatiques et l'apparition de l'uroérythrine dans l'urine. Par conséquent, la présence de ce pigment est un élément d'une réelle importance à ajouter à ceux qui guident déjà le médecin dans le diagnostic des affections du foie.

Accessoirement, dans les maladies aiguës, l'uroérythrine est encore en rapport avec une complication pulmonaire ; mais alors le fonctionnement du foie est souvent intéressé, et il est possible que la complication pulmonaire n'agisse que par le trouble nouveau qu'elle apporte dans une circulation hépatique déjà compromise.

2. — De la polyurie du cheval. (En collaboration avec M. Henri Benjamin.)

Société de Biologie et *Recueil de médecine vétérinaire*, 1885.

Il s'agit d'un cas de polyurie qui ne reconnaissait aucune des étiologies habituelles, et qui a évolué d'une manière assez spéciale pour mériter une place à part. Cliniquement, cette affection a présenté trois périodes. La première, caractérisée par de petites crises de polyurie et surtout par une déchéance complète des forces, dura trois mois ; puis vint une période de polyurie franche, enfin une troisième période de retour progressif à la santé.

L'urologie de cette affection a présenté aussi trois phases distinctes, correspondant aux périodes cliniques.

1° Une phase préparatoire, caractérisée par une dénutrition rapide et probablement par une dénutrition globulaire traduite par un état anémique progressif.

La constatation de ce stade préparatoire dont l'étude de l'urine peut donner la révélation, a un intérêt diagnostique et thérapeutique, puisqu'elle appellera l'attention sur l'imminence de la polyurie, et qu'elle constituera un motif suffisant pour mettre l'animal au repos absolu.

Les caractères urologiques dominants sont l'élévation de la densité (1041), l'augmentation des matériaux solides par litre (95 gr. 94) des matières extractives, du chlorure de sodium, etc., tandis que l'urée se maintient à un chiffre relativement abaissé, que l'acide hippurique diminue très sensiblement, et que l'urohématine s'élève à d'énormes proportions.

2° Une phase d'état dans laquelle les caractères de l'urine offrent la plus grande similitude avec ceux de la polyurie ordinaire, ce qui permet de les réunir dans une formule commune qui prend l'importance d'un syndrome.

L'étude de trois cas de polyurie a donné, en effet, le syndrome suivant :

A. Disparition des caractères physiques habituels de l'urine de cheval. Elle devient limpide, perd son odeur caractéristique, et sa coloration devient plus pâle.

B. Diminution de la densité (1006-1014-1016).

C. Diminution du sédiment. Disparition presque complète des nodules de carbonate de chaux (fait observé par Lassaigne et par Clément). Augmentation de l'oxalate de chaux. Présence possible de la graisse.

D. Diminution des matériaux solides (14 gr. 04 — 33 gr. 70 — 37 gr. 50).

Diminution de l'urée (7 gr. 40 — 12 gr. 85 — 6 gr. 26).

Diminution des chlorures (1 gr. 50 — 3 gr. 24).

E. Absence d'albumine et de glycose.

F. Urohématine variable sans augmentation ni diminution caractéristiques. — Proportion faible de l'indican. — Absence de pigments anormaux.

3° Enfin, une phase de guérison où l'urine tendant à reprendre sa physionomie habituelle, peut être considérée comme un élément de pronostic d'une certaine valeur.

En effet, couleur, consistance, odeur, redeviennent normales ; la densité et les matériaux solides remontent au chiffre physiologique ; le carbonate de chaux réapparait dans les sédiments ; l'indican et l'urohématine oscillent autour de leurs proportions régulières. Si le chlorure de sodium reste encore un peu élevé, et si l'urée ne remonte pas tout à fait à son taux normal, ce sont à peu près les seules différences sensibles qu'on soit à même de constater.

3. — De l'albuminurie temporaire dans le décours de la scarlatine.

Revue critique sur les maladies des reins. (*Gazette médicale de Paris*, 1884-1885.)

A côté des albuminuries graves, dues à la néphrite scarlatineuse, il faut placer une deuxième variété d'albuminurie qui apparaît à la fin de l'éruption, et qui est remarquable à la fois, par son abondance, sa courte durée et son pronostic favorable.

4. — De l'influence des boissons abondantes sur la nutrition et dans le traitement de l'obésité.

Société médicale des hôpitaux et *Gazette médicale de Paris*, 1886.

Malgré les nombreux travaux qui ont été publiés sur l'action que les grandes ingestions de liquide exercent sur la nutrition, ce sujet d'études revient presque périodiquement à l'ordre du jour, les uns tenant encore pour l'inactivité des liquides, les autres leur accordant une réelle influence.

L'auteur démontre d'abord que l'ingestion d'une grande quantité d'eau augmente la quantité de l'urée urinaire, et que cette augmentation tient pour une faible part à un meilleur lavage des tissus et pour une bien plus grande part à une augmentation réelle du taux des oxydations organiques. Les expériences confirmatives qu'il rapporte concordent absolument avec des faits publiés par A. Genth en 1856.

C'est cette notion que l'auteur a appliquée au traitement de l'obésité, et c'est elle qui donne le secret des divergences qui séparent les praticiens les uns recommandant l'eau à outrance, les autres la proscrivant avec la dernière énergie, et tous obtenant des succès à l'appui de leur méthode.

On devient gras par excès d'assimilation ou par retard de la désassimilation; dans le premier cas, les boissons devront être sensiblement réduites; dans le second cas, il faut, au contraire, augmenter la quantité des boissons aqueuses.

Pour reconnaître si un individu est obèse par excès ou par défaut, on aura dans le taux de l'urée un critérium d'une grande valeur. Si l'urée est augmentée, il y a très certainement excès d'assimilation ; si elle est diminuée, les combustions sont insuffisantes. Si, enfin, elle est stationnaire, il faudra étudier le rapport qu'elle affecte avec l'azote total de l'urine. Supposons que ce rapport soit augmenté, l'on rentre dans l'obésité par excès ; s'il est diminué, dans l'obésité par défaut.

Ces conclusions ont reçu la sanction de la clinique. Deux femmes obèses chez lesquelles le coefficient d'oxydation était abaissé, ont été soumises au régime des boissons abondantes et ont maigri dans de notables proportions, en même temps que le coefficient d'oxydation subissait une augmentation, tandis qu'une troisième obèse à coefficient d'oxydation élevé maigrissait par le rationnement des liquides qui diminuait parallèlement les oxydations.

Voilà trois obèses soumises à un régime identique et qui maigrissent toutes les trois, les unes avec de l'eau à discrétion, l'autre avec rationnement des liquides. Dans les trois cas on s'est basé, pour permettre ou restreindre les boissons, sur le rapport de l'urée aux matériaux solides, et chaque fois l'événement a justifié la mesure prescrite. La clinique a donc sanctionné la théorie à laquelle la chimie physiologique avait conduit l'auteur, et le médecin aura désormais un guide sûr pour appuyer sa décision dans cette question d'opportunité thérapeutique jusqu'ici controversée.

5. — Influence des boissons abondantes sur la nutrition et dans le traitement de l'obésité. Réponse aux critiques adressées au précédent travail.

Bulletin de la Soc. méd. des hôpitaux, 1886.

Il n'y a pas de comparaison à établir entre mes expériences et celles de mon contradicteur, puisqu'il opère sur des individus amaigris, tandis que j'ai expérimenté sur des obèses.

Le régime n'a pas été le seul facteur de l'amaigrissement, puisque chez les deux obèses qui ont maigri en buvant, le rapport de l'urée aux matériaux solides a graduellement augmenté, pendant qu'il s'est abaissé chez les obèses qui ont maigri par le rationnement des boissons.

6. — Note sur la spectroscopie des tissus vivants. (En collaboration avec M. Straus.

Société de Biologie, 13 décembre 1884.

Vierordt et Filehne ont proposé de mesurer à l'aide du spectroscope le temps nécessaire à la réduction de la quantité d'oxyhémoglobine contenue dans un doigt dont on a préalablemeut interrompu la circulation à l'aide d'une ligature. Et ces auteurs ont conclu à la possibilité de mesurer par ce procédé l'intensité des oxydations organiques. M. Hénocque reprit et perfectionna les procédés de Vierordt, puis voulut étendre encore la portée des résultats que ceux-ci avaient obtenus. Dès 1880, nous avions institué des recherches que nous vînmes publier à l'occasion de la note de M. Hénocque et dont il résultait :

1° Que l'erreur personnelle et le défaut de concordance entre les observateurs;

2° La difficulté d'apprécier le moment de la disparition de la bande de l'hémoglobine;

3° L'étendue des variations physiologiques;

4° La variabilité du temps de la réduction dans différents doigts de la main;

5° Les discordances d'examens successifs faits sur un même doigt;

6° La dissemblance des chiffres obtenus pour des états physiologiques semblables,

Constituaient autant d'objections fondamentales à la nouvelle méthode d'exploration proposée par Vierordt.

7. — Deuxième note sur la spectroscopie des tissus vivants.
Société de Biologie, 27 décembre 1884.

Les limites des variations physiologiques du temps de la réduction sont extrêmement variables. En opérant sur la surface unguéale du pouce, elles s'étendent de 30 à 110 secondes. En outre, les écarts obtenus par des examens successifs faits sur le même doigt ou sur des doigts différents, varient de 4 à 116 0/0. Si la méthode de Vierordt mérite d'attirer l'attention, sa technique actuelle, même avec les modifications apportées par M. Hénocque, est encore trop indécise pour que les chiffres qu'elle fournit aient une indiscutable valeur.

8. — Note sur la glycosurie des enfants athrepsiés.
Gazette médicale de Paris, 1886.

Dans 15 cas d'athrepsie aiguë, l'auteur a trouvé 7 fois de la glycosurie.

Dans 45 cas d'athrepsie chronique, la présence réelle du sucre n'a été constatée que 3 fois. La quantité de sucre est toujours très faible.

La glycosurie apparaît plutôt quand les enfants sont inquiets, agités, et quand le *cri de détresse* est pressant. D'autres fois, elle coïncide avec la cyanose rapide ou l'encéphalopathie urémique. D'une manière générale, elle se rencontre plutôt chez les malades dont la moyenne thermique est la plus basse, mais son apparition coïncide toujours avec les températures les plus hautes de la série.

Exemples : Glycosuriques. Moy. des températures. 36,6
Température le jour de la glycosurie. 37,1
Non-glycosuriques. Moy. de température. 37,5

Dans les cas d'athrepsie avec glycosurie, l'auteur a toujours trouvé une stéatose des deux substances des reins et des cellules hépatiques à la périphérie des lobules.

9. — Leçons de clinique et de thérapeutique médicales. (Un vol. in-8 de XII-543 pages. Paris, G. Masson, 1887.

Cet ouvrage a obtenu le prix biennal Lacaze de 10.000 francs.

Ces leçons ont eu principalement pour but de montrer quelle aide immense le médecin praticien trouvera dans la chimie pathologique, et comment des recherches, qui étaient restées jusqu'à présent purement théoriques, pourraient être appliquées à la pratique médicale.

Les dix premières leçons sont consacrées au traitement de la fièvre typhoïde.

L'auteur étudie d'abord la valeur et l'opportunité des principales méthodes de traitement de la fièvre typhoïde, et montre que la pratique médicale n'a adopté systématiquement aucune de ces méthodes, et qu'en réalité, malgré la diversité des appellations, la majorité des médecins applique encore le traitement symptomatique.

L'étude des lois de l'échange chez les typhiques aboutit à la connaissance de leur statique chimique, éclaire la physiologie pathologique, et peut servir de base à un traitement rationnel.

Or, ces lois de l'échange peuvent être résumées par trois propositions principales, dont la démonstration est appuyée sur de nombreuses expériences :

1° La désintégration organique est augmentée par le fait même du poison ou du microbe typhique.

2° Une partie des déchets produits pendant la période fébrile est retenue dans l'organisme.

3° Les déchets organiques subissent une évolution moins complète qu'à l'état normal ; leur oxydation est diminuée.

4° S'il y a rétention de ces déchets, c'est d'abord parce qu'ils sont peu solubles, et par conséquent difficilement entraînables ; ensuite parce que le fonctionnement des émonctoires est intéressé dans une assez forte mesure ; enfin, parce que l'énergie circulatoire décroît au moment même où il y aurait besoin d'un redoublement de forces pour parer aux stases, et vaincre la résistance des émonctoires.

De là dérivent trois grandes indications thérapeutiques.

1° Détruire le poison ou le microbe typhique. Diminuer les fermentations intestinales qui engendrent des alcaloïdes toxiques. — Ceci conduit à l'antisepsie intestinale.

2° Diminuer la désintégration en accroissant la résistance organique. Pour répondre à cette indication, l'auteur étudie l'action de l'alimentation, du quinquina, des sels de quinine, des alcooliques, du vin, de l'acétate d'ammoniaque, etc., et les modifications que ces moyens apportent dans les échanges; il fonde les règles précises de leur emploi.

3° La troisième indication comporte quatre termes.

A. Il faut solubiliser les résidus organiques. Cette solubilisation peut s'effectuer par combinaison ou par oxydation. — Les benzoates et les salicylates qui fixent de l'azote dans l'organisme, et s'éliminent à l'état de composés azotés plus solubles que l'extractif azoté qu'ils entraînent, sont actuellement les meilleurs agents de la solubilisation par combinaison.

La solubilisation par oxydation réclame une série de moyens qui sont étudiés dans un mémoire spécial. (Voyez page 14).

B. Il faut ensuite dissoudre les résidus solubilisés, et par conséquent leur fournir un dissolvant à l'aide de boissons abondantes qui lavent les tissus, élèvent le coefficient d'oxydation, et augmentent la tension circulatoire et les osmoses intra-élémentaires.

C. Il faut aussi maintenir l'énergie circulatoire, d'où l'étude de tous les moyens thérapeutiques à l'aide desquels ce but peut être atteint.

D. Il faut enfin maintenir ouvertes toutes les portes de sortie, soit aider l'action de tous les émonctoires, ce qui comporte une série de moyens que l'auteur envisage successivement.

Après avoir résumé la technique du traitement ainsi compris, l'auteur passe en revue les diverses complications et la manière dont il convient de les combattre, et il fournit, à propos de la convalescence, un moyen chimique précis, qui aidera le praticien à préciser le moment où l'alimentation doit être reprise.

Cette méthode de traitement de la fièvre typhoïde, basée sur la chimie pathologique de cette maladie, a été sanctionnée par la clinique. La mortalité n'a été que de 9, 7 0/0 sur 307 malades ; la plupart des complications ont été moins fréquentes qu'avec les autres méthodes ; la température a subi des modifications qui peuvent se résumer en deux propositions :

1° Augmentation du nombre des défervescences brusques.

2° Transformation des courbes habituelles des tracés dans lesquels la dominante est une sorte de mouvement lent et régulier de défervescence.

Enfin, l'étude des échanges chez les typhiques ainsi traités, a démontré que le but que se proposait le traitement a été justement atteint, c'est-à-dire que la désintégration s'est abaissée, que la rétention des déchets est évitée, et que l'évolution des produits désintégrés s'accomplit d'une manière plus parfaite.

10. — De l'entraînement des déchets incomplètement oxydés. Application au traitement des maladies infectieuses et de la fièvre typhoïde.

Société médicale des hôpitaux et *Gazette médicale de Paris*, 1886.

Ce travail a pour but de fixer les conséquences thérapeutiques auxquelles conduit le principe établi dans le mémoire précédent, à savoir que, pendant la fièvre, il y a rétention dans l'organisme de déchets peu solubles, difficilement éliminables, habituellement toxiques.

Pour s'opposer à cette rétention dont l'auteur a donné la démonstration dans son « *Essai d'Urologie clinique* », il faut solubiliser les résidus dont il s'agit. Cette solubilisation peut se faire de deux façons ; ou bien en les oxydant, ou bien, en les combinant avec des médicaments qui forment avec eux des composés solubles, et plus facilement entraînables.

La solubilisation par oxydation relève des moyens énoncés dans le travail qui suit.

La solubilisation par combinaison peut être effectuée à l'aide de composés ternaires qui, au lieu de s'oxyder dans l'organisme, s'y combinent avec des éléments azotés dont le glycocolle peut être considéré comme le type, et se convertissent en acides azotés plus solubles que l'extractif qui entre dans leur composition.

Les acides salicylique, benzoïque et leurs sels sodiques, peuvent être considérés comme les types des médicaments solubilisants. L'auteur étudie expérimentalement leur action sur la nutrition de l'homme sain et du typhique ; il montre que l'acide benzoïque augmente plus l'excrétion de l'azote total que l'azote de l'urée, ce qui démontre qu'il se fait des décharges azotées sous une autre forme que l'urée. Comme il n'augmente pas la désintégration organique et qu'il favorise les oxydations, il trouvera donc dans la rétention des extractifs une indication de première valeur. Tout ceci s'applique également à l'acide salicylique et aux salicyates.

Mais les acides benzoïque et salicylique ne sont pas les seuls corps qui puissent fixer de l'azote dans leur passage à travers l'organisme. Il en est beaucoup d'autres qui se transforment dans l'économie en acide benzoïque ou en acides aromatiques, par un procédé d'oxydation, et ces derniers s'éliminent à leur tour, combinés au glycocolle. — L'auteur a commencé l'étude de plusieurs de ces composés (acides méthylsalicylique, anisique, phénylacétique, etc.).

La solubilisation par combinaison, ainsi envisagée, est une méthode de traitement qui s'applique à la *fièvre typhoïde* et à toutes les *maladies typhoïdes* en général, puisque l'apparition d'un état typhoïde dans une phlegmasie, par exemple, coïncide avec une élimination diminuée, pour une destruction au moins égale, c'est-à-dire avec une rétention dans les tissus des produits de leur activité.

On peut donc, au point de vue de la pathologie générale, rapprocher l'état typhoïde en lui-même, de la rétention des déchets dans les tissus, et subordonner celui-ci à celle-là, quelle que soit d'ailleurs la maladie protopathique que cet état typhoïde est venu compliquer.

Voilà donc une voie thérapeutique nouvelle, dont les applications s'étendent à toutes les maladies dans lesquelles il est nécessaire de faciliter l'élimination d'extractifs retenus dans l'organisme.

Ces recherches démontrent encore que nombre de médicaments, dits antiseptiques, ne diminuent pas les oxydations, et que s'ils agissent sur la température, c'est en entraînant hors de l'économie des extractifs peu solubles et toxiques, auxquels il conviendrait peut-être de faire jouer un certain rôle dans la pathogénie de la fièvre.

11. — De la méthode oxydante dans le traitement des fièvres et particulièrement de la fièvre typhoïde.

Société de Biologie et *Gazette médicale de Paris*, décembre 1886.

L'auteur a pour but de combattre les données sur lesquelles s'appuient actuellement les méthodes antithermiques et antipyrétiques et de constituer à la thérapeutique des fièvres des bases nouvelles qui soient mieux en rapport avec nos connaissances sur l'état de la nutrition dans les pyrexies.

La statique chimique de la nutrition dans la fièvre typhoïde a conduit l'auteur à poser les trois principes suivants :

1° L'élévation de la température fébrile ne dépend pas d'une augmentation des oxydations organiques ;

2° Pendant la fièvre, il y a rétention dans l'organisme de déchets peu solubles, difficilement éliminables, habituellement toxiques ;

3° La désintégration organique est très augmentée pendant la fièvre.

Le travail actuel établit les conséquences thérapeutiques auxquelles conduit le premier de ces principes, à savoir que, loin de chercher à entraver les oxydations, la thérapeutique doit tendre, au contraire, à les activer par tous les moyens possibles, parce que, contrairement à l'opinion classique, les oxydations subissent dans la fièvre typhoïde une remarquable diminution.

Or, les oxydations parfaites donnent naissance à des produits solubles, facilement éliminables, à peu près dépourvus de toxicité, tandis que les autres procédés chimiques de désintégration organique engendrent des déchets peu solubles, difficilement éliminables, et jouissant, pour la plupart, d'une assez grande toxicité.

Pour démontrer que dans la fièvre typhoïde, les actes d'oxydation sont amoindris, toutes proportions gardées, l'auteur fournit trois ordres de preuves :

1° Le coefficient d'oxydation est plus faible dans la fièvre typhoïde que dans les phlegmasies et même que dans l'état normal, prisqu'il ne dépasse pas 74 p. 100, tandis qu'il s'élève physiologiquement à 85 p. 100 ;

2° La proportion d'urée est en raison inverse de la gravité de la maladie ;

3° L'excrétion de l'acide carbonique du typhique est à celle de l'homme sain comme 83,8 : 100.

L'indication de restreindre les oxydations pour abaisser la température est donc vaine, puisqu'elle agit dans le même sens que la maladie. La thérapeutique doit avoir pour but de régulariser les actes de la désintégration organique, de favoriser, par conséquent, les oxydations aux lieu et place des hydratations et des dédoublements, afin que les produits de la fonte des tissus, ayant subi une évolution plus parfaite, soient facilement éliminables et aussi peu nocifs que possible.

De là dérivent deux grandes indications thérapeutiques :

A. *Éliminer du traitement de la fièvre typhoïde tous les moyens et médicaments qui ralentissent les oxydations. Reviser, à ce point de vue, tous les antipyrétiques en usage.*

L'auteur a fait la revision de tous les antipyrétiques actuellement en usage, et il a fixé l'action qu'ils exercent sur la nutrition et en particulier sur les oxydations, ce qui conduit à des indications plus précises dans leur emploi :

Par exemple, le *sulfate de quinine* ralentit la désintégration, sans diminuer les oxydations, pourvu qu'on se maintienne dans les doses faibles ou fractionnées ; à doses élevées, il abaisse à la fois les oxydations et l'absorption de l'oxygène. Donc, il importe de se maintenir dans les doses faibles ou fractionnées.

L'*antipyrine* diminue la désintégration azotée, mais elle diminue plus encore l'oxydation de l'azote désintégré. Elle augmente l'acide urique et diminue l'urée et la quantité de l'urine, c'est-à-dire qu'elle élève la somme des déchets peu solubles et d'élimination difficile, pendant qu'elle diminue le véhicule qui doit les entraîner.

Elle augmente l'excrétion de la potasse, c'est-à-dire qu'elle active ou bien la déminéralisation potassique de l'organisme ou bien la destruction des organes riches en potasse (globules rouges.)

Voilà plus de raisons qu'il n'en faut pour faire proscrire l'antipyrine du traitement de la fièvre typhoïde et des autres pyrexies.

L'*extrait de quinquina*, l'*alcool*, le *café*, la *résorcine*, la *thalline*, la *kairine*, l'*acide phénique*, la *digitale*, etc., ont été soumis par l'auteur aux mêmes investigations.

B. *Favoriser, par tous les moyens possibles, les oxydations organiques qui diminueront la formation des extractifs, des ptomaïnes et des leucomaïnes, et qui, en même temps, s'adressant à ceux de ces produits qui sont déjà formés, aideront à leur sortie en les oxydant, c'est-à-dire en les rendant plus solubles et moins toxiques.*

I. En maintenant dans l'air que respire le malade l'oxygène en quantité et tension convenables (*aération, température basse, diffusion d'oxygène dans l'atmosphère, inhalations d'oxygène*).

II. En maintenant l'appareil respiratoire, considéré comme porte d'entrée de l'oxygène, dans un état aussi parfait que possible.

III. En stimulant le système nerveux, qui préside aux échanges et exerce une influence directrice sur les oxydations. (*Lotions et bains froids* qui augmentent le coefficient d'oxydation, régularisent le rapport de l'acide phosphorique à l'azote urinaire, probablement à l'aide de la stimulation réflexe qu'ils exercent sur le système nerveux).

IV. En choisissant, parmi les médicaments et les médications, ceux et celles dont l'action se juge par une augmentation des oxydations.

Parmi les médicaments très oxygénés qui subiraient une réduction dans l'organisme et mettraient de l'oxygène en liberté, l'auteur a étudié surtout les *chlorates*. Mais comme la réduction qu'ils subissent ne porte guère que sur 7, 5 °/₀ de la dose ingérée, que pour fournir à l'organisme une quantité sensible d'oxygène, il faudrait accumuler les doses, et que ces doses accumulées sont nécessairement toxiques, les chlorates doivent être repoussés.

Les *iodates* et les *bromates* se réduisent plus facilement, sont plus antiseptiques que les chlorates, mais la question de leur toxicité propre, de leur action nocive sur les globules rouges reste encore réservée.

Il faut donc s'adresser aux médicaments qui favorisent l'absorption de l'oxygène ou la mise en liberté de l'oxygène actif.

L'auteur a commencé une étude des actions médicamenteuses envisagées à un nouveau point de vue, et il peut déjà citer parmi les médicaments qui remplissent les conditions précédentes, l'*alcool à petites doses*, le *chlorure de sodium*, les *alcalins*, les *sels à acides organiques*, les *boissons abondantes*.

12. De la méthode oxydante dans le traitement des fièvres. Réponse aux objections et résultats cliniques.

Société de Biologie, 22 janvier 1887.

L'auteur après avoir réfuté les objections adressées à son précédent travail, démontre que son traitement a eu pour résultat d'activer les oxydations chez les malades qu'il a traités. Les trois ordres de preuves qu'il apporte à l'appui de sa démonstration, sont les suivants :

1° A une proportion moindre de matériaux solides éliminés, correspond une plus grande quantité d'urée ; donc, il se fait une meilleure utilisation des déchets;

2° L'urée s'élève dans de fortes proportions aussitôt que le traitement oxydant est institué;

3° Le coefficient d'oxydation azotée s'élève pendant l'application du traitement.

Cette démonstration faite, l'auteur donne les résultats cliniques obtenus chez 307 typhiques, et il montre que la mortalité, la durée, les accidents, les complications ont été de beaucoup inférieurs à ce que fournissent les statistiques classiques.

13. — De l'hématome traumatique de la dure-mère et des indications fournies par la chimie pathologique dans le diagnostic et le pronostic des affections cérébrales.

Leçons de clinique et de thérapeutique médicales, pages 440 à 471.

Un individu ivre tombe dans un escalier; on l'apporte à l'hôpital, avec une plaie siégeant sur la région du crâne qui correspond à la partie moyenne des circonvolutions frontale et pariétale ascendantes. Le blessé est dans le coma, et présente une monoplégie brachiale du côté opposé à la lésion : le crâne n'était pas fracturé.

Comme il était important de décider si le cerveau était directement intéressé ou simplement comprimé, l'auteur crut pouvoir apporter à la solution du problème un argument important tiré de la chimie pathologique. Il a démontré, en effet, qu'il existait un rapport entre la destruction de la lécithine des centres nerveux, et la présence dans l'urine du phosphore incomplètement oxydé. Comme dans le cas dont il s'agit, ce principe n'avait pas subi d'augmentation notable, on ajouta cet argument à ceux qui déjà militaient en faveur d'une compression cérébrale; on sursit à toute thérapeutique active, et le malade sortit guéri après trois semaines de séjour à l'hôpital.

Ces premières recherches conduisirent l'auteur à étudier ce nouveau moyen de diagnostic, et il conclut que toute lésion destructive du cerveau donne lieu à une augmentation du phosphore incomplètement oxydé dans l'urine, et que l'on peut, par conséquent, utiliser ce caractère dans tous les cas où il importe de savoir si l'on a affaire à une lésion profonde de l'encéphale, ou s'il s'agit simplement d'une compression, d'un trouble réflexe ou d'une lésion superficielle.

Ces recherches eurent aussi une importance au point de vue du pronostic. En effet, l'auteur prouve que dans les cas de lésions extensives, comme certains ramollissements cérébraux, le rapport du phosphore incomplètement oxydé à l'acide phosphorique total, croît avec les progrès de la lésion, tandis qu'avec une lésion à tendance stationnaire ou régressive, ce rapport oscille dans d'assez faibles proportions ou décroît graduellement.

Le mémoire actuel ne constitue encore qu'une sorte de programme. Mais l'auteur poursuit depuis plusieurs années ses travaux sur ce sujet, et il publiera sous peu un travail d'ensemble sur cette importante question qui ouvre un jour nouveau sur la nutrition des centres nerveux.

14. De la congestion rénale primitive et de sa pathogénie.
Bulletin de la Société médicale des hôpitaux et *Gazette médicale de Paris*, 1886.

Le refroidissement subit paraît dominer toute l'étiologie de la congestion rénale. L'auteur a cherché comment pouvait s'exercer l'action pathogénique du froid, et l'étude chimique de la sécrétion urinaire l'a conduit aux conclusions ci-dessous :

L'action du froid sur la peau, et la fluxion rénale réflexe, constituent le *premier* acte morbide. Le rein fluxionné devient momentanément insuffisant, le départ des déchets de la vie est entravé ; l'urée, les extractifs et les leucomaïnes qui proviennent du jeu des fonctions organiques et dont la genèse est probablement influencée par la mise en activité du réflexe cutané, sont retenus dans les plasmas, et cette rétention forme le *deuxième acte* morbide. La réaction de l'organisme devant ces déchets retenus dépend de deux conditions : d'abord leur quantité et leur qualité, ensuite la durée de leur séjour. A la faible quantité, à la qualité normale, à la courte rétention, correspond la *forme dite commune* de la congestion rénale qui se juge par une décharge rapide.

A la quantité plus grande, à la qualité plus nocive, à la plus longue rétention, correspond la *forme typhoïde ;* et l'on retrouve ici les notions que l'auteur a exposées à propos de la dothiénentérie sur les conditions génératrices de l'état typhoïde. Voilà les deux éventualités du *troisième acte* morbide.

Ces trois grandes étapes pathogéniques demanderaient à être analysées dans leurs détails, car elles sous-entendent un certain nombre de points d'une réelle importance. C'est ainsi que l'influence du réflexe cutané sur la désassimilation, l'effet produit sur celle-ci par la rétention des déchets, sont autant de faits qui ne sauraient être passés sous silence, et dont la chimie des échanges, — chiffre élevé de l'urée, phosphaturie temporaire, pertes en potasse et en soufre, — montrent toute la valeur.

Au point de vue des troubles de la nutrition, la congestion rénale primitive a donc tout à fait les allures d'une *maladie générale*, mais d'une maladie générale en quelque sorte secondaire au retard que produit dans les éliminations rénales l'acte initial de la fluxion rénale et dont le principal terme est une auto-intoxication par rétention, suivie d'une décharge plus ou moins rapide.

Supposons qu'une condition quelconque s'oppose à cette décharge, l'auto-intoxication pourra arriver à un degré assez élevé pour que le malade succombe. C'est ce qui est arrivé dans un cas type où le malade, atteint d'une vieille néphrite absolument latente, s'était, en quelque sorte, accommodé à sa lésion rénale, de manière que l'émonctoire, quoique altéré, suffisait aux éliminations.

Un jour, un coup de froid mit en jeu les réflexes cutanés et viscéraux, et les reins se congestionnent comme les poumons. Et cette poussée congestive est d'autant plus intense dans les reins que ceux-ci constituaient des lieux de moindre résistance, en raison des lésions antécédentes dont ils étaient le siège. Alors ces reins, dont le territoire resté sain pouvait encore excréter les déchets de la vie cellulaire, devinrent tout à coup insuffisants ; les résidus organiques s'accumulèrent dans le sang et dans les tissus ; la maladie prit une apparence infectieuse ; le foie et la rate devinrent volumineux comme dans les affections typhoïdes. Puis les anciennes lésions rénales endormies reprirent une activité nouvelle à la faveur de cette congestion qui frappait tout l'organe ; l'insuffisance crût et l'élimination diminua ; tout conspira pour empêcher la décharge salutaire qui eût entraîné au dehors les poisons organiques ; l'auto-infection fit de rapides progrès, et après une courte défense, le malade succomba.

Ces conclusions sont étayées sur des chiffres et non sur des théories. Et la comparaison entre la chimie des éliminations dans les cas qui ont guéri et celui qui s'est terminé par la mort, leur donne un caractère de certitude dont la clinique ne peut manquer de profiter.

II

Pathologie interne.

---

15. — De la congestion rénale primitive.

Bulletin de la Société médicale des hôpitaux et *Gazette médicale de Paris*, 1885.

La congestion rénale primitive a disparu du cadre nosologique, et son histoire est confondue avec celle de la néphrite catarrhale. L'auteur démontre, au contraire, que l'absorption a été trop complète, et que la congestion rénale primitive existe avec des caractéristiques qui l'individualisent; qu'elle est même relativement fréquente, mais habituellement méconnue.

Si l'on ne regarde que les symptômes accusés par le malade, on croit à un embarras gastrique, un lumbago, une syncope, une fièvre catarrhale. Si l'on n'examine que l'urine, on diagnostique une maladie de Bright aiguë.

Les symptômes généraux sont ceux d'une pyrexie à son début, et se présentent sous la forme simple ou sous la forme typhoïde.

Les symptômes locaux sont des douleurs lombaires, de la sensibilité vésicale, parfois de la dysurie. La face prend une teinte plombée ou bistrée. L'œdème manque toujours.

Les *caractères de l'urine* sont la véritable pierre de touche du diagnostic. Elle a une *couleur* bouillon de bœuf avec des reflets rougeâtres. Son *aspect* est trouble même après le repos. L'*odeur* rappelle celle du pain bouilli. Sa *réaction* est très acide. Sa *quantité* légèrement diminuée oscille, suivant les cas, entre 700 et 1100. Sa *densité* varie de 1020 à 1026.

Elle laisse déposer un *sédiment* formé de flocons légers se déposant lentement et de couleur brun rougeâtre. Au microscope, ce sédiment apparaît constitué de la manière suivante :

1° *Cylindres* nombreux, hyalins et épithéliaux; d'autres moins abondants sont finement granuleux; d'autres enfin contiennent des globules rouges et des granulations pigmentaires.

2° *Globules rouges* plus ou moins altérés, dont la plupart ont subi la déformation en calotte, et laissé exosmoser leur hémoglobine, que l'examen spectroscopique permet de retrouver dans l'urine.

3° *Globules blancs* chargés de granulations pigmentaires et dont le noyau imprégné de pigment a pris une teinte brunâtre.

4° *Cellules libres* d'origine rénale, pigmentées comme les globules blancs.

5 Amas libres de *pigment noir* amorphe.

6° Parfois des cristaux d'*acide urique*.

Dès le début des accidents l'urine contient une quantité d'*albumine* qui dépasse rarement 2 à 4 grammes par vingt-quatre heures. Mais la particularité dominante, c'est la diminution brusque de cette albumine, suivie de sa rapide disparition. Parfois on observe des retours légers et fugaces de l'albuminurie, mais dans ces cas l'urine ne perd pas complètement sa couleur rougeâtre, et le sédiment renferme toujours des globules rouges ou blancs. Tant que persistent ceux-ci, le retour de l'albuminurie est à prévoir.

Enfin, au début de la maladie, l'urine donne, d'une manière presque constante, les réactions de l'*indican*.

La *marche* peut être définie par un seul mot : rapidité. Après quelques oscillations ou d'une manière graduelle, la température redevient normale, en même temps que les symptômes généraux s'atténuent promptement, avec ou sans crise sudorale. Seule, la sensibilité rénale est plus durable, sans que sa persistance excède quelques jours.

Puis apparaissent du côté de l'urine trois signes de résolution, à savoir :

1° La disparition du sédiment floconneux et son remplacement par des cristaux d'acide urique;

2° L'apparition de la réaction de l'urohématine qui se produit avec d'autant plus d'intensité que l'urine paraît plus pâle;

3° L'augmentation de la quantité de l'urine et le retour de celle-ci à sa teinte normale. Cette quantité s'élève à 1250 c., 1500 c., 2200 c., se maintient quelques jours autour de 2000 c., avec une teinte très pâle et des quantités croissantes d'urohématine, puis revient peu à peu à la normale.

La *durée* est de quelques jours pour la forme simple, de deux semaines environ pour la forme typhoïde. — Le *pronostic* est généralement favorable.

Le *diagnostic différentiel* doit être fait d'avec l'embarras gastrique fébrile, la courbature, la néphrite catarrhale, l'hémoglobinurie, la fièvre typhoïde à forme rénale, la néphrite aiguë avec symptômes typhoïdes.

Le *traitement* est très simple, puisque cette affection paraît tendre naturellement à la guérison. Il consiste en saignées locales, repos, boissons abondantes, etc. Dans la forme typhoïde, le vin et l'alcool sont souvent indiqués.

En résumé, la congestion rénale primitive ayant une symptomatologie et une évolution qui lui appartiennent en propre et peuvent servir à la distinguer des affections similaires, mérite une place à part dans la clinique des maladies rénales.

16. — Du pseudo-rhumatisme de surmenage.

Gazette médicale de Paris, 1886.

Après avoir montré qu'à l'heure actuelle, il est impossible de trouver une caractéristique qui soit assez précise pour mettre hors de doute la nature rhumatismale d'une affection ou d'une détermination morbide, et que le domaine du rhumatisme semble se démembrer, l'auteur prouve que ce domaine peut être encore amoindri et que nombre de cas, tout en présentant l'apparence du rhumatisme articulaire aigu, s'en éloignent cependant par des différences si tranchées qu'on est en droit de les classer à part, au nom de la clinique comme de l'étiologie. Il s'agit des déterminations rhumatismales aiguës, créées par le surmenage.

L'auteur s'appuie sur des exemples tirés de la pathologie humaine et de la médecine vétérinaire pour établir que le surmenage peut engendrer et des arthrites qui offrent avec celles du rhumatisme vrai de nombreux points de contact, et des affections cardiaques; puis, que ces arthrites et ces affections cardiaques peuvent exister à titre de manifestations isolées ou associées et contemporaines.

Un vice dans les échanges, caractérisé par une suractivité de la nutrition musculaire et la production d'un excès de déchets, une altération locale de la nutrition articulaire dont les modifications chimiques de la synovie donnent la mesure et qui crée dans les articles surmenés un lieu de moindre résistance, tels sont les éléments pathogéniques à l'aide desquels il sera possible de fixer plus tard la genèse de ce pseudo-rhumatisme de surmenage.

17. — De la syphilis amygdalienne à forme diphthéroïde.

Gazette médicale de Paris, 1886.

De l'accident primitif à la manifestation tertiaire, la syphilis amygdalienne peut donner lieu à de nombreuses incertitudes de diagnostic. L'auteur étudie particulièrement les plaques muqueuses à forme diphthéroïde, qui parfois simulent à s'y méprendre l'angine diphthéritique, et il précise les caractères qui peuvent aider à les différencier.

18. — De la pyélo-néphrite primitive.

Gazette médicale de Paris, 1885.

La pyélo-néphrite est considérée comme une maladie secondaire qui reconnaît parmi ses causes habituelles la présence de corps étrangers, de calculs dans le bassinet, puis l'extension d'une inflammation de la vessie ou des voies urinaires inférieures, la rétention d'une urine décomposée par stagnation et fermentation, la blennorrhagie, etc. On décrit aussi la pyélite consécutive aux fièvres graves, et l'on ne reconnait guère le caractère primitif qu'aux pyélites qui suivent parfois l'élimination par les reins de substances irritantes, telles que la cantharidine et certains médicaments diurétiques ou balsamiques.

Mais la pyélite spontanée, se développant subitement chez un individu en parfait état de santé, paraît n'avoir attiré que fort peu l'attention des observateurs.

L'auteur ayant eu l'occasion de diagnostiquer plusieurs cas de pyélite primitive, est en mesure de tracer le cadre de cette maladie, dont le diagnostic est entouré de difficultés.

Le froid et le surmenage sont ses causes les plus actives.

Le *début de la maladie* est marqué par un grand frisson; bientôt survient une rachialgie intense, puis de la fièvre, de la céphalalgie, des vomissements bilieux. L'urine émise apparaît rouge et chargée; la miction est assez cuisante parfois pour provoquer une dysurie plus ou moins accentuée.

A partir de cette invasion du mal, les symptômes se groupent de manière à constituer comme des périodes.

Dans une *première période*, les symptômes principaux sont la rachialgie spontanée, exaspérée par les mouvements, une dyspnée marquée sans signes physiques thoraciques ou pulmonaires, une fièvre à 38°,5 à 39° avec sécheresse de la langue, soif vive, légère prostration, de la constipation, enfin, une urine jaune foncé, diminuée faiblement de quantité et renfermant de 5 à 10 grammes d'albumine par litre. L'œdème fait totalement défaut, et cependant l'impression clinique est celle que donne la maladie de Bright au début de sa forme aiguë.

Vient la *seconde période*. Au bout d'un temps variable (8 jours environ), l'albuminurie diminue rapidement et finit par ne plus exister qu'à l'état de traces. En même temps l'urine, qui depuis quelques jours tend à augmenter de quantité, laisse déposer un sédiment formé essentiellement de globules blancs. La fièvre redouble alors, la prostration s'accentue, la langue se sèche, le ventre devient douloureux à la pression; le malade prend l'aspect d'un typhique.

La *troisième phase* est caractérisée par l'apparition d'une tumeur dans l'un des flancs et par l'augmentation marquée du sédiment purulent de l'urine, coïncidant avec un retrait notable de la tumeur.

Une résolution générale de tous les symptômes constitue la *quatrième période* dont l'intérêt réside en ce que la maladie sommeille encore sous l'apparence d'une complète guérison, et que, de temps à autre, sous l'influence de la cause la plus légère, elle se réveille et détermine des accès fébriles passagers, suivis d'une émission purulente.

Il faut faire le diagnostic différentiel d'avec la néphrite aiguë, la congestion rénale primitive à forme typhoïde, l'hydronéphrose, les kystes rénaux, la néphrite suppurée, la fièvre typhoïde, la péri-néphrite. Les règles de ce diagnostic ont été établies par l'auteur.

La pyélo-néphrite spontanée est une maladie d'un *pronostic* sérieux, qui présente des dangers dans sa période aiguë, et peut passer facilement à l'état chronique. Le malade est alors exposé à des *retours fébriles* plus ou moins fréquents dont il est difficile de prévoir l'issue. Les conditions nouvelles dans lesquelles se trouve l'urine favorisent sa fermentation, et le dépôt de cristaux de phosphates tribasiques qui peuvent devenir l'origine de calculs secondaires. On ne doit proclamer la guérison définitive que lorsque toute trace d'albuminurie et de globules blancs aura disparu de l'urine.

Le *traitement de la période aiguë* est purement symptomatique. Les alcooliques associés au sulfate de quinine sont indiqués quand la maladie prend une apparence typhoïde.

La *période chronique*, ou des retours fébriles, réclame comme prescription d'ordre général, le régime lacté mixte, une sévère hygiène ayant pour but d'éviter tout refroidissement et d'activer les fonctions de la peau; enfin, l'usage de la médication tonique.

Trois grandes indications dominent la thérapeutique; il faut modifier l'urine pour qu'elle ne soit plus par elle-même une cause d'irritation; rendre cette urine aussi antiseptique que possible pour retarder la fermentation ammoniacale qui deviendrait une cause secondaire d'irritation du bassinet, et une condition du développement des calculs phosphatiques; se servir de l'urine pour transporter des agents médicamenteux sur le bassinet.

Les moyens de réaliser pratiquement ces indications sont longuement étudiés dans le mémoire original.

L'auteur conclut en affirmant l'existence de la pyélo-néphrite primitive la possibilité d'arriver à son diagnostic, et en hasardant cette hypothèse, que cette pyélo-néphrite, en raison des difficultés de sa recherche et la formation possible de calculs phosphatiques secondaires, a peut-être été quelquefois méconnue et que sa rareté serait ainsi moins grande que ne le ferait supposer le silence des auteurs.

19. — De la myocardite interstitielle latente et de la dégénérescence calcaire du cœur (en collaboration avec M. Juhel-Renoy).

Archives générales de médecine, avril 1885, et *Leçons de clinique*, etc.

Il existe une variété de myocardite interstitielle qui procède par îlots scléreux d'origine périartérielle; mais ceux-ci restent plus ou moins localisés, et leur évolution est si lente qu'elle peut parcourir tous ses termes sans qu'aucun symptôme traduise leur existence. Et si les îlots scléreux, au lieu de subir une dégénérescence graisseuse, pigmentaire ou autre, se laissent peu à peu envahir par les sels calcaires, ce mode de dégénérescence constituera une sorte de guérison relative de la myocardite, et le sujet pourra fournir encore une longue carrière, à la condition que le foyer calcaire siège sur une région indifférente du muscle cardiaque. Dans ces conditions, tout le processus, depuis la périartérite originelle jusqu'à l'infiltration calcaire terminale, accomplira ses diverses étapes d'une manière absolument latente.

20. — De la rupture du cœur.

Société médicale des hôpitaux 1885, et *Leçons de clinique*.

Les points nouveaux qui ont été acquis par l'auteur sont les suivants : La rupture du cœur est l'une des terminaisons de la myocardite interstitielle latente; la rupture peut avoir lieu aussi bien de dedans en dehors, que de dehors en dedans, c'est-à-dire dans le sens opposé à la tension sanguine; par conséquent, l'effort systolique normal est suffisant, dans beaucoup de cas, pour déterminer une rupture préparée de longue main par cette myocardite dont l'une des conséquences est la désintégration de la fibre cardiaque par suite de la dissolution du ciment d'Éberth. La rupture du cœur a le plus souvent une symptomatologie personnelle ; elle se fait par étapes successives, caractérisées par autant d'accès angineux.

Enfin, il existe une différence absolue entre les symptômes qui sont provoqués par la rupture et ceux qui tiennent à l'épanchement progressif du sang dans le péricarde.

21. — **Cinq inoculations négatives de bubons chancreux.**
Société de Biologie, décembre 1884.

22. — **Corne dorsale chez une femme qui succomba plus tard à une carcinose miliaire du péritoine.**
Présentée par M. Polaillon à la Société de Chirurgie, 1885.

23. — **Anévrysme latent spontanément guéri, et cirrhose biliaire d'origine calculeuse également latente.**
Société médicale des hôpitaux, 1886.

24. **Lumbago chronique d'origine rhumatismale. Érysipèle de la face avec poussées herpétiques. Péricardite aiguë. Angine herpétique.**
Gazette médicale de Paris, 29 janvier 1887.

La diversité de ces manifestations, leur survenance successive chez un individu notoirement rhumatisant, tendent à établir entre elles un lien commun, et il serait permis de leur appliquer l'épithète de rhumatismales et de ne voir en elles que les déterminations diverses de cet état diathésique. Cette observation laisse donc concevoir l'origine rhumatismale possible de l'érysipèle de la face et de l'angine herpétique.

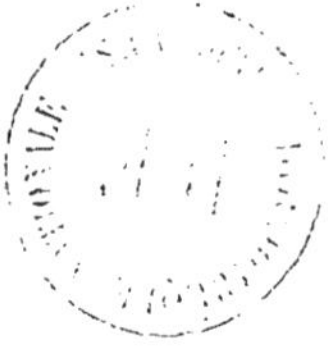

Paris. — Typ. A. Parent, A. Davy, Succ., imprimeur de la Faculté de médecine
52, rue Madame et rue Corneille, 3.

www.ingramcontent.com/pod-product-compliance
Ingram Content Group UK Ltd.
Pitfield, Milton Keynes, MK11 3LW, UK
UKHW020417230726
13925UKWH00004B/1480

9 782013 685979